3週間でお腹が整う

まいにち 腸日記

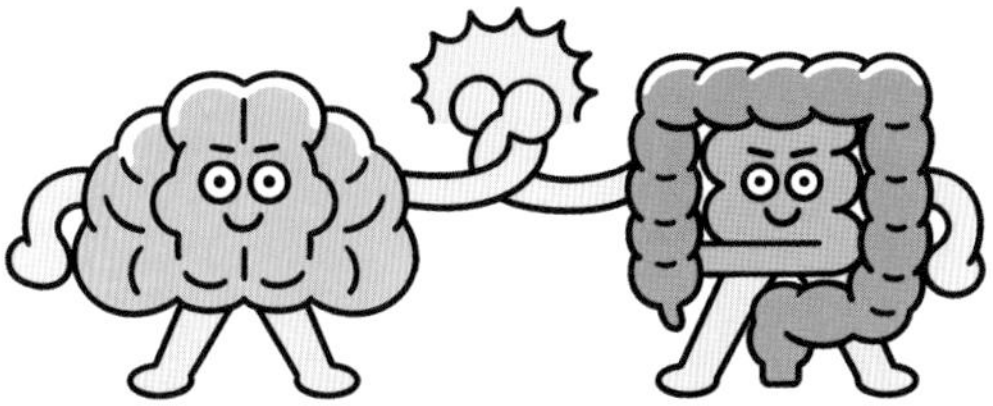

Everyday intestinal diary

江田証

医学博士　江田クリニック院長
日本消化器病学会専門医

池田書店

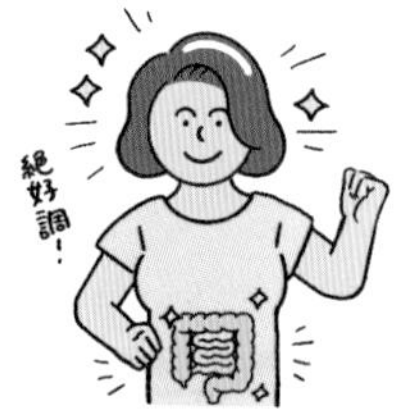

はじめに

医学博士　江田クリニック院長　**江田 証**

「この日記を書くだけで、腸が健康になる」最新医学の「最強の腸活法」を取り入れた、新しい腸日記をお届けいたします！

この日記を書くと、**腸の健康がアップ**します。それどころか、**ウイルスに対する免疫力が上がり、痛みは軽くなり、血圧は下がり、呼吸機能が改善**したりと、さまざまな効果が科学的に※証明されているのです。

今は大変な「腸活」ブームです。「腸を整えることが、心を整えることになる。腸を整えることは、肌や髪を美しくし、血管をしなやかにする。さらには認知症を予防し、心臓や腎臓、肝臓の病気を予防し、がんを抑える」という腸の重要性が世のなかに広く認識されるようになってきました。つまり、**腸を整えることが、健康の第一歩。病気を遠ざけて長生きすることにつながる**のです。

しかし、そんな「腸活」ブームのなか、なかなかお腹の不調が治らず悩んでいる人が増えているのも事実です。

急な下痢や腹痛、お腹の張り、ガスや臭い。それだけではありません。腸の不調が関係するしつこい症状には以下のものがあります。

霧がかかったように頭がぼうっとしたり（ブレイン・フォグ＝脳の霧）、低血糖のようなだるさ、頻尿のような泌尿器科の症状、婦人科の病気と間違えられやすい骨盤の痛み、全身の痛みなど。放置すれば、お腹の不調は認知症やパーキンソン病のリスクが高まるという報告まで出てきています。医師に

※参考文献：Smyth JM,et al.,JAMA 281;1304-1309,1999

受診しても、内視鏡などの検査で異常が見られないと「気のせい」「精神科に行けば」などといわれ、どうしていいかわからなくなってしまいます。

しかし、あきらめることはありません！

新しい医学によってわかってきた改善法を紹介します。それがこの**「まいにち腸日記」**です。

医師に「どこも悪いところはない」といわれる腹痛には、対処法があります。

たくさんの論文で明らかになっていることは、**「お腹の調子がすぐれない人は、自分の感情に気づきづらい性格の特性を持っている」**ということ。

本書の日記では、自分の感情に早く気づき、考え方、腸の症状、行動との関係を**「見える化」**することで腸の症状を一網打尽に解決します。

私は20年以上にわたって、お腹の不調を改善させることを生きがいにしている消化器内科医です。毎日、全国から訪れるお腹の不調を抱えた患者さんに向き合っています。**日常診療の経験から工夫を重ねた結果、この日記帳が完成しました。確かな効果があることを実感**しています。

医学界においても、腸や脳の真実への扉はまだ開かれたばかり。未知のことがたくさんあります。科学だけでは不十分な部分は、世界中の医師たちによって生み出されてきた「アート」の力を盛り込んで制作してあります。医の巨人、ウイリアム・オスラーは**「医学はサイエンスに基づくアートである」**といいました。医学とアートの奏でるこの日記帳で、あなたの腸は必ず改善します。

人は誰もが幸福を求めて生きています。人は誰でも認められたい、愛されたい、安定したい、と求めて生きる、誠にけなげな生きものです。私には、目の前で苦しんでいる患者さんたちの切なる願いがひしひしと感じられます。そんな皆さんの願いが叶うことを希《こいねが》って診療しています。この日記帳を書くことで、皆さんの心身が整い、皆さんの人生が好転することを祈ってこの本を贈ります。

問

この字はなに？

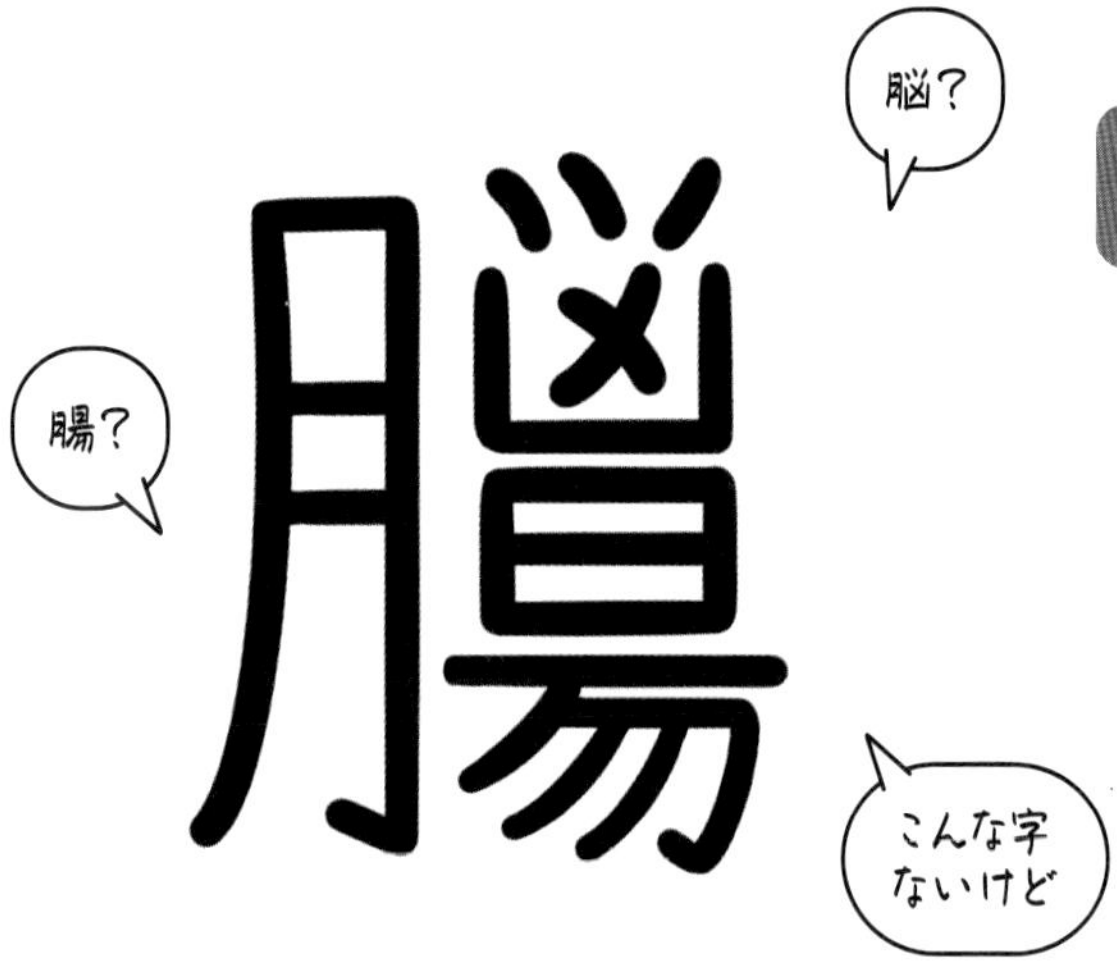

答

脳《のう》腸《ちょう》相《そう》関《かん》

腸と脳は一心同体！

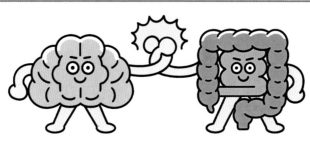

お腹の調子が悪く、病院で診察を受けたけれど、ハッキリとした原因がわからず、「ストレス性ですね。気のせいです」などと根本的な症状の改善に至らなかったことはありませんか？

　たしかに腸内にポリープや炎症といった器質性の病因は見つからないかもしれませんが、その不調は**決して「気のせい」ではなく、かなり深刻**なものです。

　このような、原因が不明瞭な（機能的な）腸の不調を抱えている人は、**日本全国で10人にひとり**の割合でいるとされ、ある意味、**「現代の国民病」**であるともいえます。過剰なストレスを抱える現代人が、腸の不調を抱えるのは必然です。なぜなら、腸と脳は密接に

問　この「かけ算」の答えは?

脳（ツライ）×腸（ツライ）＝?

答　?＝心（ツライ）^{2}

腸の痛みは心を傷つける!

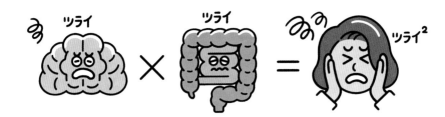

つながっているから。その関係は、「脳腸相関」といい、**脳と腸は、お互いに双方向の情報交換を行っている親密なパートナー**なのです。

脳が「ツライ」と感じれば、その影響は腸に及び、逆に腸が「ツライ」と感じたことは脳に伝えられます。つまり、脳と腸は一心同体。言い換えれば、**心をつくるのは脳と腸**といっても過言ではありません。

また、腸と脳がつながり、心をつくるのであれば、逆に**心を整えるアプローチによって、腸の不調を改善できる**ともいえます。

本書では、この脳腸相関が引き起こす不調のメカニズムを紐解きながら、心を整えることで、腸の不調を改善する方法を解説していきます。

腸の不調は自分で治す！「日記」を書けば

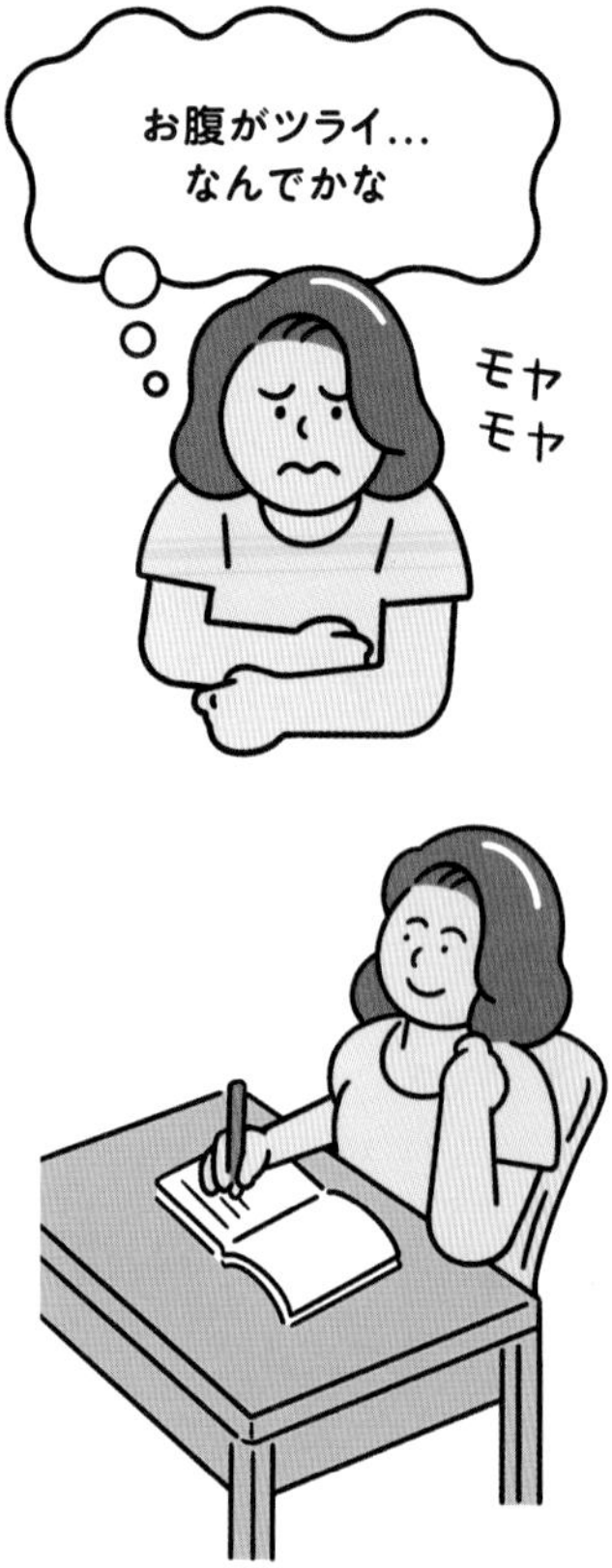

病因がハッキリしない（機能性疾患）過敏性腸症候群（ＩＢＳ）のような腸の不調は、前述した「脳腸相関」の影響により、**心もネガティブ思考に偏りがち**です。実際、ある研究では、ＩＢＳ患者のＱＯＬ（生活の質）は非常に低下しているというデータもあります。それだけ、**腸の健康は、日常における幸福感や充実感に影響する**ということがいえます。

　また、このようなネガティブ（または極端）な思考は、あるできごとに対してとっさに浮かぶもの。その思考を自覚することなく、モヤモヤとした不安で頭がいっぱいになります。それが**ストレスとなって、脳や腸に影響し、さらなる不調を自ら招いてしまう**のです。

　このような心と腸の負の連鎖を断ち

不調の原因に気づき、「腸」も「心」も元気に！

切り、腸の不調改善に有効なのが「日記」です。日記に日々のできごとや、それに対して考えたことを記録することで、**心のモヤモヤの原因が明確になり、極端な思考のクセを少しずつ変える**ことができます。

本書で紹介する「腸日記」は、**認知行動療法**という心理療法がベースになっており、**実際のIBS患者に対する治療でもその有効性が実証**されています。また、食事の内容やお通じの状態、そのほかの体調の変化を記録することで、自分の腸の状態に対して、**「客観的な気づき」**を与えてくれます。漠然としていた腸の状態を把握するだけでも健康な腸への大きな一歩です。腸日記をつけて、心も腸も健康になりましょう。

お腹に悩みを抱える皆さんに、
実際に本書の「腸日記」を1ヵ月間試していただきました。
その感想をいくつか紹介します！

仕事のストレスや疲れがあるとき、腹痛になりやすいのかも。

男性・30代

仕事の時間帯が不規則なので、トイレに行く時間も決まっていません。睡眠の質も悪く、疲れがたまりやすい傾向にあると思います。夜勤明けのときは、だいたいお腹が痛くなり、下痢になります。腸日記をつけてみてわかったのですが、休みの日など趣味の運動を楽しんだときは調子がいいようです。でも、最近職場の新人指導でストレスをためることが多く、イライラしたり、精神的にも疲れたりしたときに限ってひどい腹痛に悩まされることが多かったです。気分転換を心がけようと思います。

納豆を食べると、下痢になる傾向があるようです。

男性・30代

元々、下痢をしやすい体質だったのですが、痛みなどはあまり感じることがなかったので、あまり気にしていませんでした。普段は、なにを食べたのかすら意識しておらず、今日はいつもより便がゆるいな～と感じても、放ったらかしでした。腸日記をつけてわかったのは、夜に納豆を食べた日に限って朝に下痢すること。カラダによかれと思って食べていたんですが、実は自分の腸との相性が悪いということがわかりました。これからも、腸を意識した食事を心がけてみようと思います。

江田先生からのアドバイス

日記をつけてくださった皆さんの感想を見ると、ご自身の生活を把握し、気づきを得た方が多いようですね。食事と腸の関係性に気づくのは、腸活の第一歩です。また、日々の出来事と、①「腸の不調」の状態②そのときの「感情」③浮かんだ「考え」④自分がとった「行動」、の4つの関係に気づくことが大事です。この4つは互いに影響を与え合っています。

過敏性腸症候群の患者さんによく見られる考え方のクセのパターンは、1.ものごとの結果をすべて自分のせいだと思い込むこと（個人化の推論）、2.成功するか失敗するか、勝つか負けるか、オールオアナッシングでその間を認めない完璧主義（百ゼロ思考）、3.本来ものごとにはよい面も悪い面もあるのに、出来事の否定的な側面のみを見ること（トンネル視）、4.現実的な可能性を検討しないで、否定的な予測のみをエスカレートさせること（破局的な予言）です。

これらの思考に自分で気づき、それを見つめるだけでも症状がよくなりますよ。2～3週間ほど日記をつけると生活習慣や考え方に気づきが得られ、お腹が整うでしょう。

一度日記を書けば、書くのをやめても、数カ月から年単位で過敏性腸症候群の症状を緩和させるというデータが発表されています。まずは、1日でもいいのでつけてみましょう。お腹の調子がよくなり、穏やかな生活が送れますように。

効果を実感！

実際に「腸日記」を試していただきました！

思っていた以上に自分が便秘だということに気がつきました。

女性・30代

とにかく便秘で、1週間出ないこともザラにあり、平日は便秘、休日はゆるくなるというサイクルを繰り返してきました。そもそも普段のお通じの有無すら把握していなかったので、腸日記は自分の腸について考えるきっかけになりました。自分が思っていた以上に便秘だったということに気づいて、小麦を控えたり、乳製品を考えたり、食事に気を遣うことができるようになったと思います。腸日記の効果なのか、最近は、平日のお通じが増えたように感じています。

前日のストレスが、翌日の腸の調子に影響することがわかりました。

男性・40代

腸日記をつけ始めたタイミングで、ちょうど緊張感の高い仕事に取り掛かったため、便秘気味でした。お腹にガスがたまって臭いが気になる日もあったのですが、今は快調です。腸日記をつけたことで、お腹の調子とその原因が少しわかるようになりました。強いストレスがあると、その翌日に便秘になったり、1日遅れで腸に影響が出るようです。また、変わったものを食べると、半日くらいで影響が出ました。あらためて感情を記録してみて、いろいろ発見があったと思います。

自分の腸の調子を分析するクセがつきました。

女性・50代

腸日記をつける前後で症状に目立った変化はなかったように思います。お通じはほぼ毎日ありますが、やわらかめ。休日明けの月曜日は特にやわらかい傾向にあるように感じました。腸日記を通しての大きな変化は、お腹の調子に対して分析するクセがついたこと。お腹にガスがたまる日が時々あるのですが、きつめの服を着たときにガスがたまりやすかったので、お腹の締めつけと関係あるのか、炭酸水を飲んだ影響はあるのかなど、お腹の調子を自分なりに分析するようになりました。

習慣編

運動編

マッサージ編

別冊付録　まいにち腸日記

- 日めくりで1ヵ月間の記録ができる腸日記
- 1週間ごとの振り返り分析シート
- 自分の心と腸の調子がひと目でわかる！腸と心のカレンダー

第1章

なぜ腸は不調になるの？

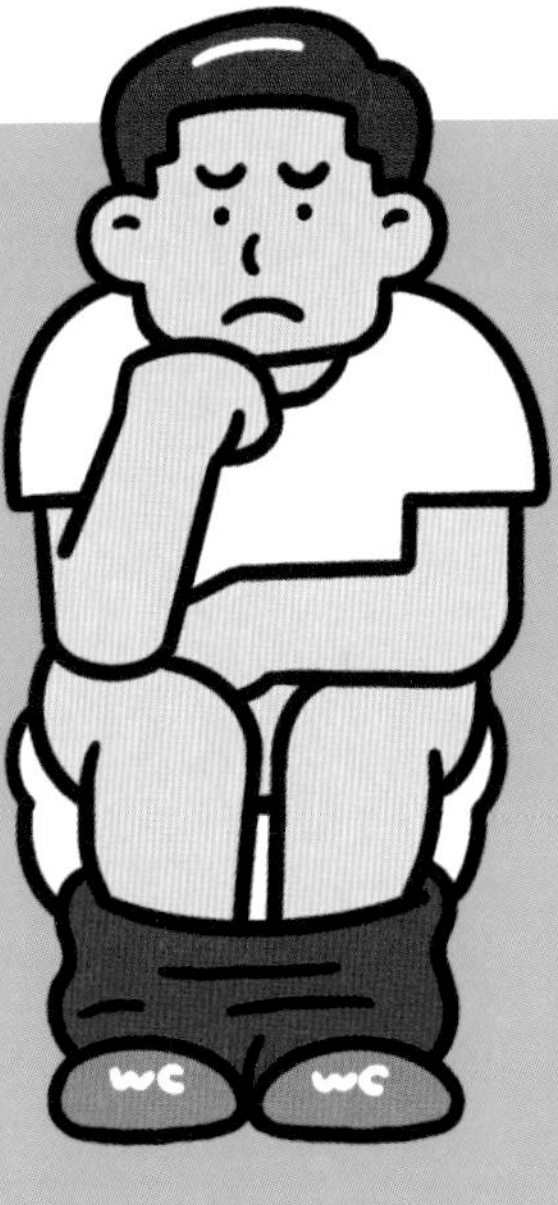

1 約1700万人の日本人が、腸に不調を感じている！

私たちの病気には、2種類あります。ひとつは、がん、ポリープ、炎症といった内視鏡検査などで明らかな原因が見つかる「器質性の病気」。もうひとつが、逆に検査では明らかな病巣が見られず、機能的に不調が見られる**「機能性の病気」**です。

お腹の調子が明らかに悪いのに、診察を受けると**「ストレスのせい、気のせい」**と言われがちなのが、この機能性の病気です。全国で1700万人に及ぶとされる「過敏性腸症候群（IBS）」（P38）などは、これに分類されます。

ポリープのような器質性の原因が見つからないのに、腸の不調に長年にわたり悩み続け、症状が出ないか不安で**外出もままならないといった深刻なケース**も少なくありません。

そのような腸の不調に陥ると、病院で診察を受けても改善の兆しがなかなか見えず、気落ちしてしまうこともあると思います。でも、ぜひあきらめないでください。

腸の不調は、放置していいことはありません。

IBSのような腸の不調は、**がんや認知症、うつ、腎不全、心不全、肝不全、感染症など、あらゆる病気につながる**だけでなく、**寿命にさえ影響する**ことが研究でも明らかになっています。放っておけば、加齢とともに腸内環境は悪化するだけ。受け身にならず、**「自分で治す」**という意識で前向きに行動を起こせば、必ずよい方向へ向かうはずです。

私たちの病気には2種類ある！

機能性の病気

＝

原因が不明瞭な病気
（過敏性腸症候群及び消化管機能異常症を含む）

↓

「気のせい」と言われがち

↓

本書が役立つ！

器質性の病気

＝

原因が明らかな病気
（がん・ポリープ・炎症など）

↓

病院治療で治しやすい！

↓

病院で受診を！

21世紀に重要なのは機能性の病気の医療！

【世界の全人口の40.7%に機能性のお腹の病気（消化管機能障害）がある】

決して「気のせい」ではない！
腸の不調は放置してもいいことなし！

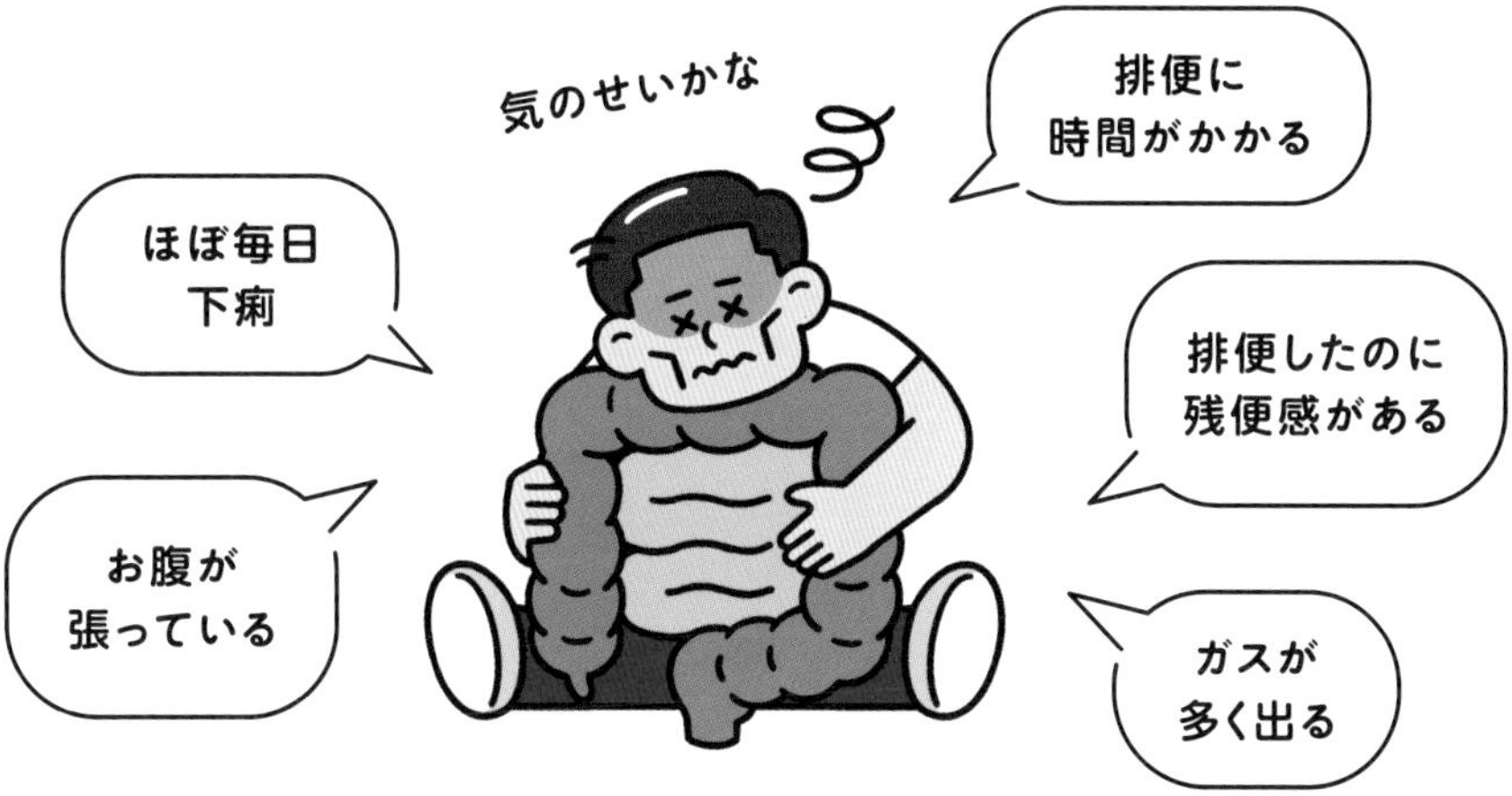
気のせいかな
排便に
時間がかかる
ほぼ毎日
下痢
排便したのに
残便感がある
お腹が
張っている
ガスが
多く出る

腸の不調は放っておくと悪化するだけ！

腸と不調

2

脳腸の回路に「バグ」発生！ 腸の不調はどこからやってくる？

お腹の調子が悪いのに、幸福感を味わえる人はほとんどいないと思います。当然といえば当然ですが、もし、脳と腸がまったく別の器官として無関係であれば、お腹の調子によって、心が左右されることはないはずです。つまり、このことから腸と脳はつながっているということがうかがえます。

実は、腸には、約1億個の神経細胞（P20）が存在します。これらの神経を駆使し、腸は自らが判断し、コントロールする機能もそなえています。つまり、**腸をコントロールしているのは、脳だけではない**ということ。もちろん腸が感じたことは、絶えず脳に伝えられます。脳もまた腸に影響を受けながら、脳が感知した情報を伝え、その機能を調節しているのです。腸や脳が感じたことを、双方向のネットワークによって伝え合う、まさしく脳腸は運命共同体。そして、この**腸と脳のつながり、双方向のネットワークのことを「脳腸相関」**といいます。

では、腸の機能性の不調は、どこからやってくるのでしょう？ それには、**食生活や生活習慣の乱れ、加齢による腸内環境の悪化、そして、心のストレス**などさまざまなことが関係しています。腸と脳に関わるいずれかのバランスが崩れ、脳腸相関の機能を支える回路に**「バグ＝狂い」**が生じると、お腹はもちろん、脳腸のネットワークを通じ、カラダのあらゆる場所で非常事態が発令されます。そのために原因が特定しにくい不調が生じるのです。

腸と脳は互いに影響し合う!

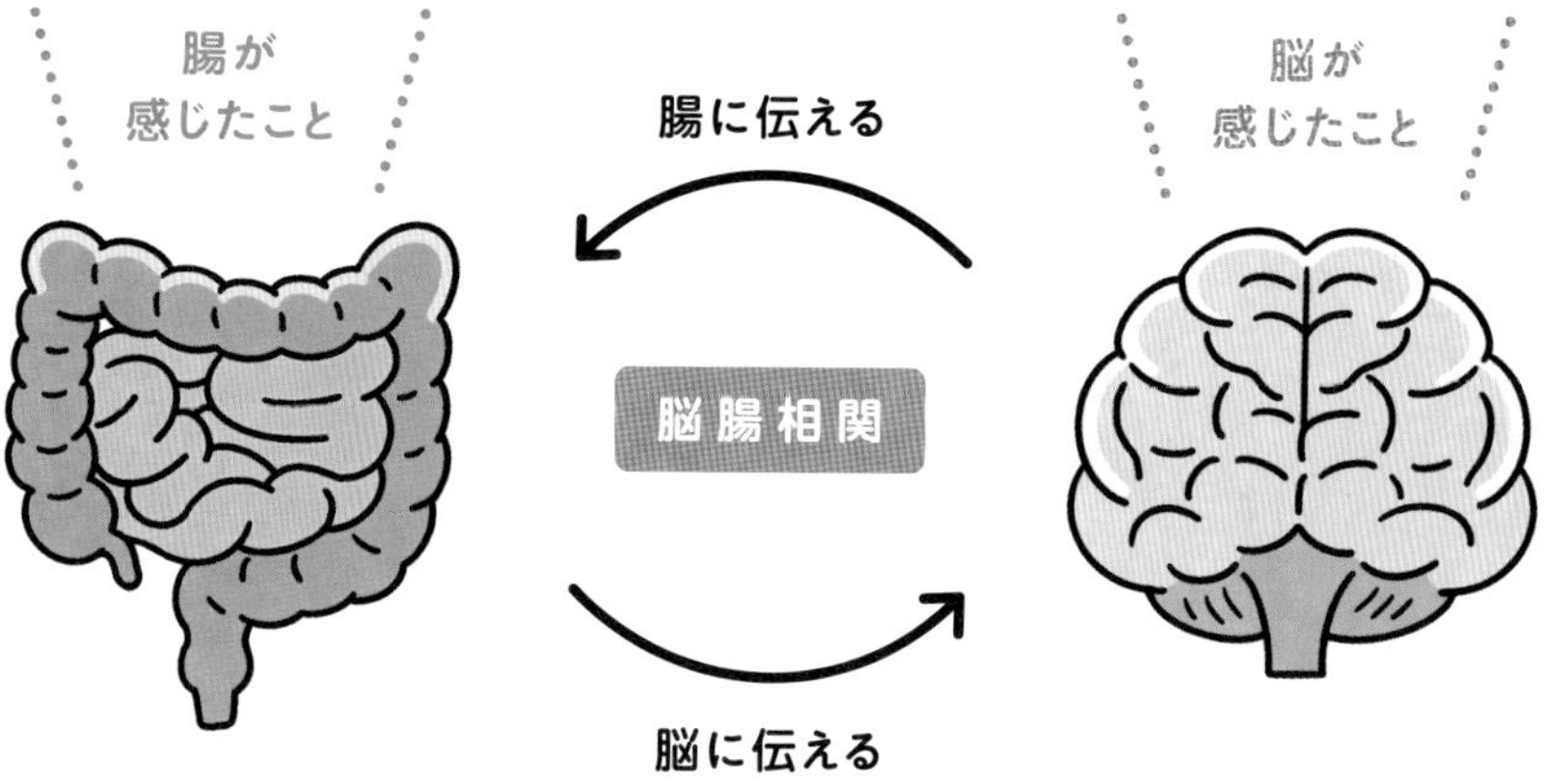

腸と脳それぞれが、感知した情報を脳腸相関のネットワークで伝え合うことで、互いに反応し影響を受けます。緊張したときに便秘や下痢になるのも、この関係性のひとつの例といえるでしょう。

脳腸相関のバランスが崩れると不調を招く!

脳と腸のいずれかが、大きくバランスを崩した状態（腸内環境の悪化、強いストレスなど）になると、脳腸をつなぐネットワークの回路にバグ（狂い）が生じ、それが腸に不調をきたす原因となってしまいます。

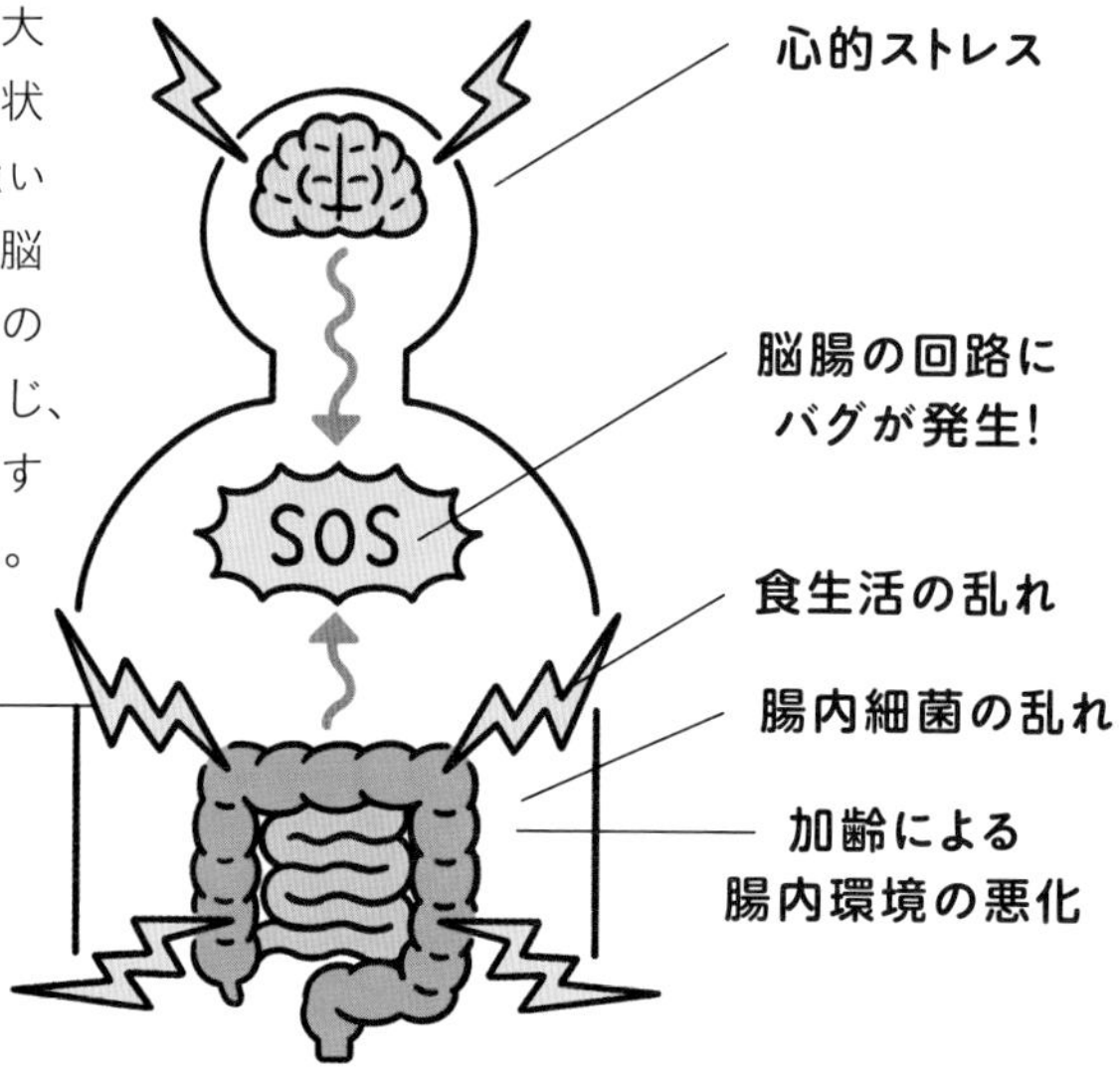

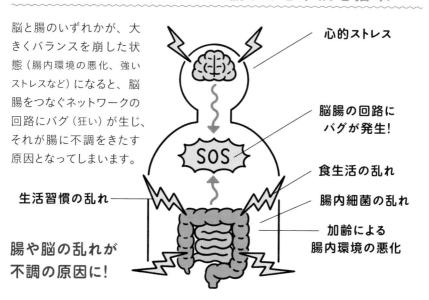

3 腸内細菌が心とカラダの新たな扉を開く！

近年の腸活ブームにより、腸内細菌の存在も一般的に知られるようになりました。腸内には、100兆〜1000兆もの細菌がお花畑のように広がっており、それを**腸内フローラ（腸内細菌叢《ちょうないさいきんそう》）**といいます。しかし、腸内細菌の詳細がわかってきたのはごく最近のこと。**その全貌は1割ほどしかわかっていません。**

そもそも腸内細菌は、私たちの腸内に住んでいながら、実は人間たちの都合で生きているわけではありません。細菌たち自身も生きやすい環境で暮らしたいという自分たちの都合で生きています。つまり、**私たちと腸内細菌は、共生関係にある**ということです。

たとえば、腸炎の原因となるサルモネラ菌という細菌。人間としては、排便によって体外に出したいところですが、サルモネラ菌はこのまま腸内にとどまりたいがために、なんと小腸の動きを低下させます。また、コレラ菌に感染すると人間は下痢になりますが、これは人間側の作用ではなく、菌が増えすぎて宿主が死なないように、ある程度増えたところで、コレラ菌が自ら腸管内に水分を引き込んで、自分たちを排出するようコントロールしているのです。

このように、**自分のカラダは自分だけのものと思ったら、大間違い。**実は、**細菌に操られている一面もある**のです。つまり、真の腸活とは、人間にとってよい働きをする腸内細菌が住みやすい環境を整え、細菌との関係を良好に保つことだといえます。

腸内細菌は自分の中にいる「他人」!?

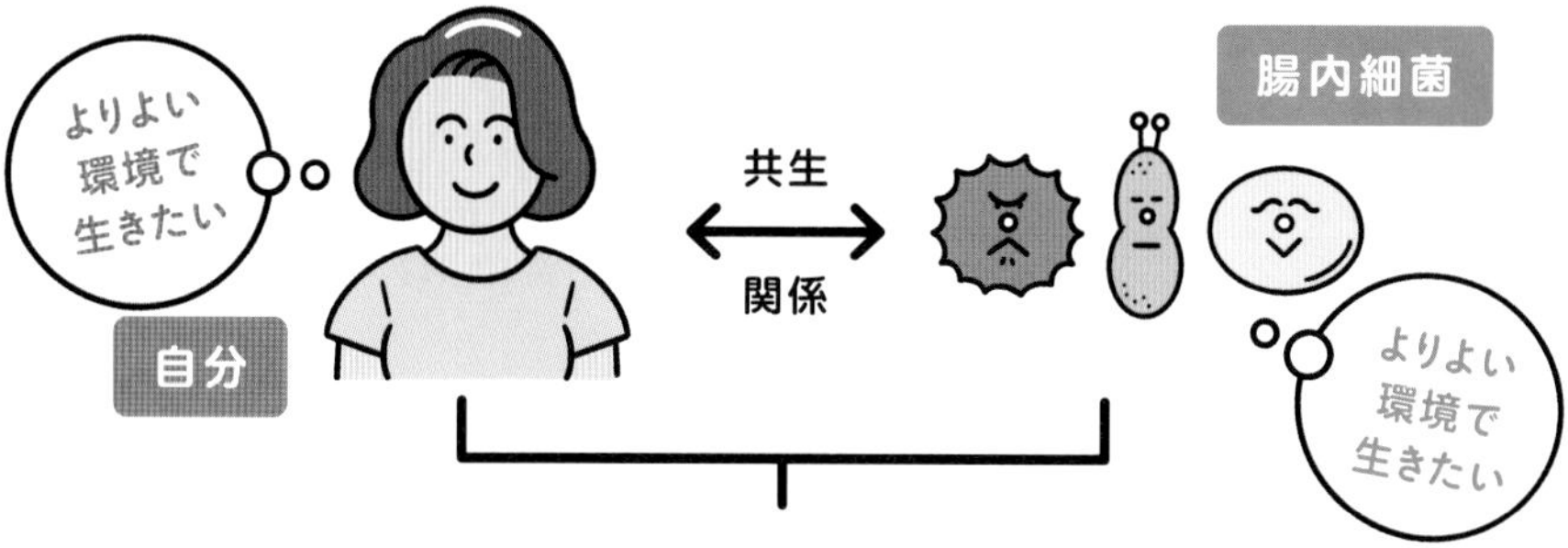

それぞれが自分の都合で生きている

腸内細菌は、私たちの思惑で生きているわけではなく、自分たちにとって都合のいい環境を求めて独自に生きています。悪玉菌が増えてしまうと、彼らの都合で体内の環境を変えられ、思わぬ不調を招くことも！

人間が腸内細菌に操られることも!?

例　腸炎の原因となるサルモネラ菌の場合

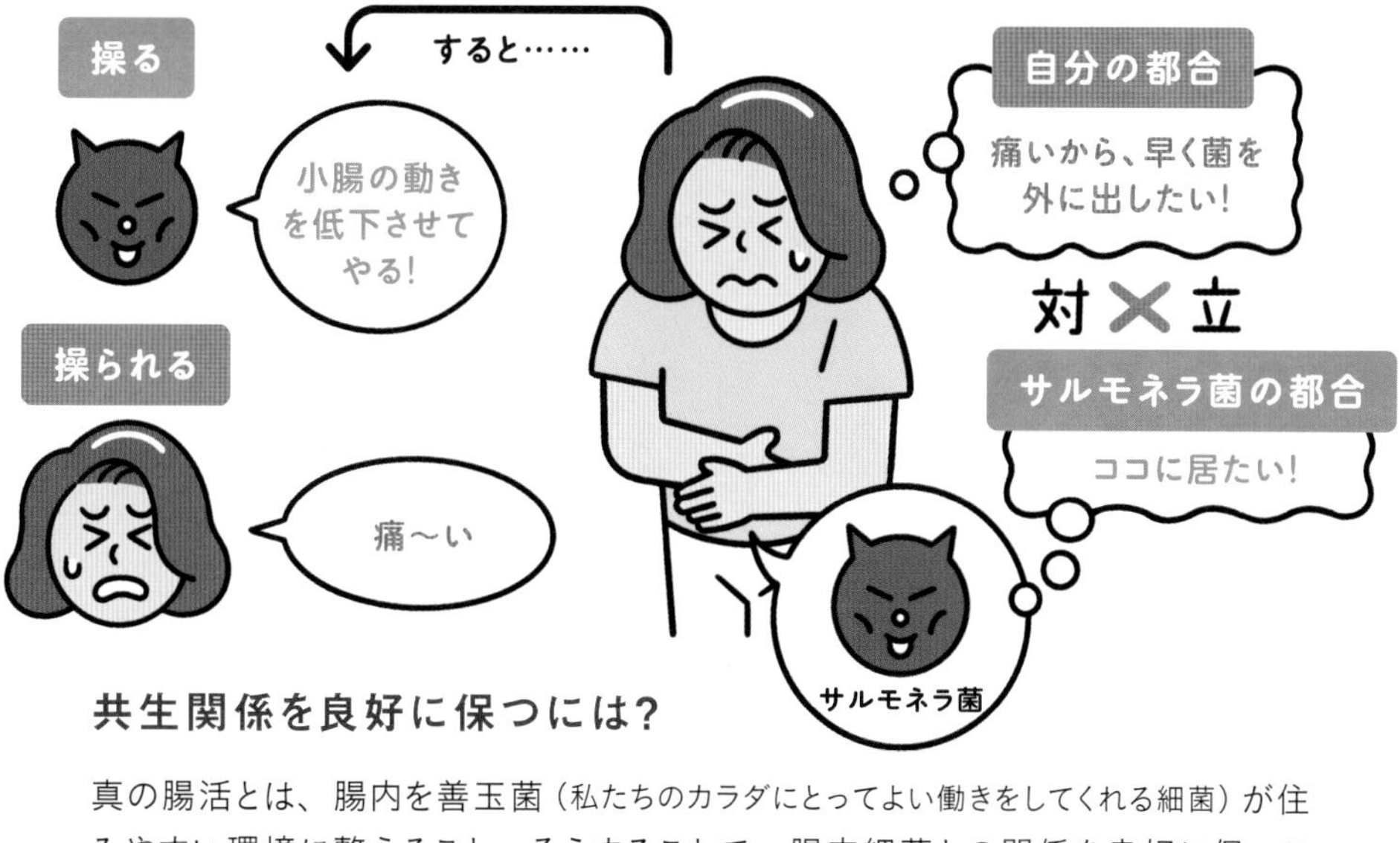
すると……
操る
小腸の動きを低下させてやる!
操られる
痛〜い
自分の都合
痛いから、早く菌を外に出したい!
対立
サルモネラ菌の都合
ココに居たい!
サルモネラ菌

共生関係を良好に保つには?

真の腸活とは、腸内を善玉菌（私たちのカラダにとってよい働きをしてくれる細菌）が住みやすい環境に整えること。そうすることで、腸内細菌との関係を良好に保つことができ、心とカラダの健康を維持することができます。

不調 と 腸

4 脳と腸は頻繁に連絡を取り合う親密関係

脳には、約1000億の神経細胞があり、私たちの思考や行動といったあらゆる生命活動をコントロールしています。

一方、単なる消化する管《くだ》と思われがちな腸ですが、実は**「腸管神経」という約1億個の神経細胞**が腸管組織内に網目のように張りめぐらされています。

腸管の粘膜の下には、**「粘膜下《ねんまくか》（マイスナー）神経《しんけい》叢《そう》」**があり、主にホルモンの分泌を調節。その外側の層には**「筋層間《きんそうかん》（アウエルバッハ）神経叢《しんけいそう》」**という神経が広がっており、こちらは腸の収縮「ぜん動運動」をコントロールしています。

つまり、腸は脳だけがコントロールしているのではなく、脳に次ぐ多数の神経細胞を駆使し、腸自身が状況を判断しながら、自らコントロールする機能をそなえているのです。これらの神経によって、さまざまな働きを調節することから、腸は**「第二の脳」**とも呼ばれています。

脳と腸という2つの司令塔は、迷走神経や交感神経という神経系のルートを通じて、常に連絡を取り合っていますが、血流を通じたホルモンやたんぱくのやりとりといったルートもあり、その関係はもはや親密以上、一心同体の関係といえます。

つまり、**腸は、心の状態に反応しやすい器官であり、心も腸の影響を受けやすいということ。**このことに、本書で紹介する「腸日記」の有効性のヒントが隠されているのです。

「第二の脳」腸管神経の脳腸ネットワーク

自ら判断する器官は脳だけではありません。腸は、網目状に張りめぐらされた多数の神経細胞を駆使し、腸管を自らコントロール。さらに脳腸それぞれの情報は神経系のルートを通じて頻繁にやりとりされるのです。

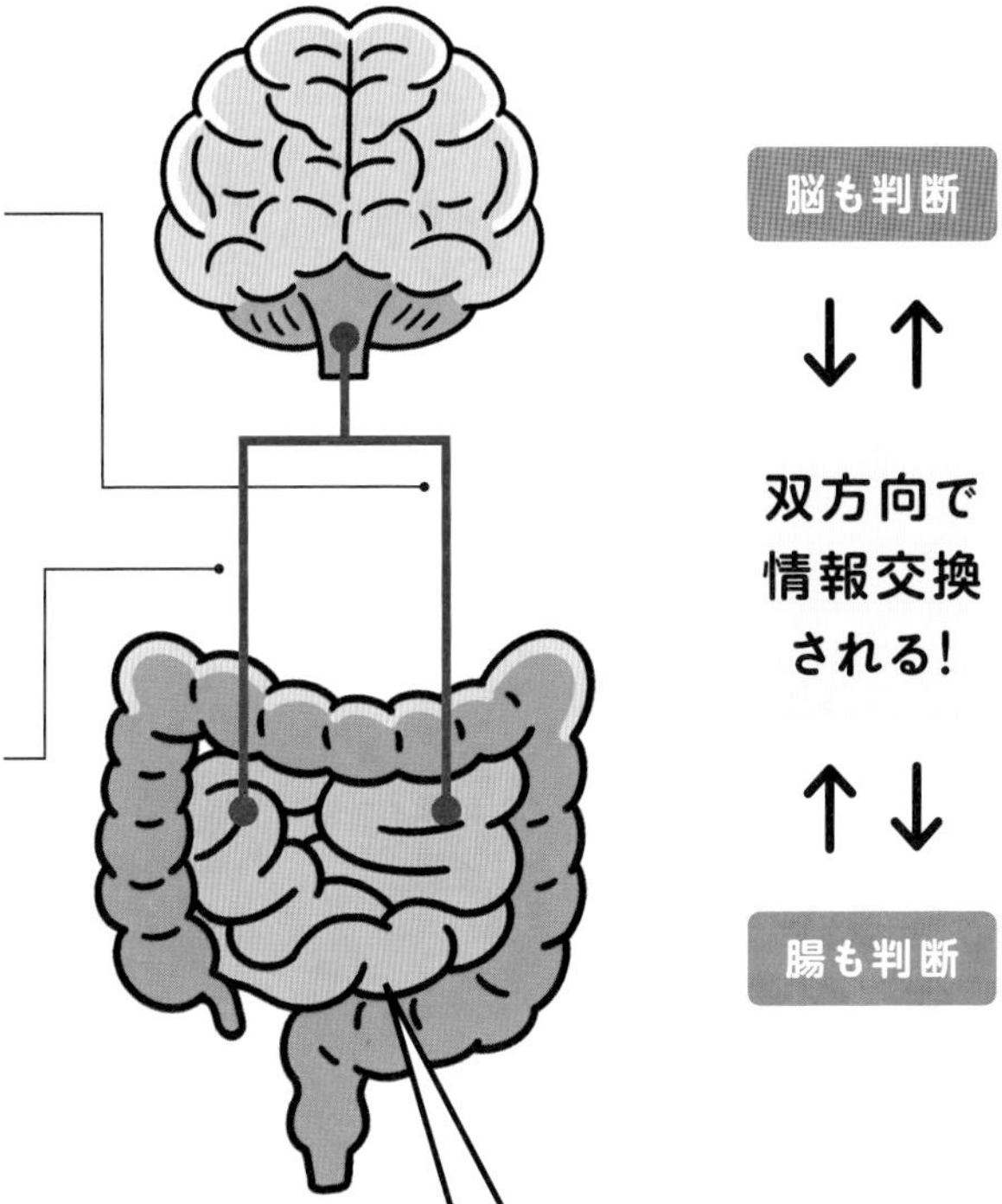
迷走神経
脳神経のひとつで、体内を複雑なルートで走る（迷走）。交感神経と対照的な副交感神経の代表格で、腸管の動きを活発にする働きがある。
交感神経
内臓や血管を調節する自律神経のうち、興奮・活動を司る神経。腸管の動きを抑える働きを持つ。脊髄にある中枢神経を通じて腸とつながっている。
脳も判断
↓↑
双方向で
情報交換
される！
↑↓
腸も判断

腸管には約１億個の神経細胞がある！

腸管の組織は多層構造になっており、腸壁の粘膜下に「粘膜下（マイスナー）神経叢」（主にホルモン分泌を支配）、その外側の層に「筋層間（アウエルバッハ）神経叢」（主に腸管のぜん動運動を支配）があります。これらの神経細胞の総数は約１億個にも及び、「第二の脳」といわれています。

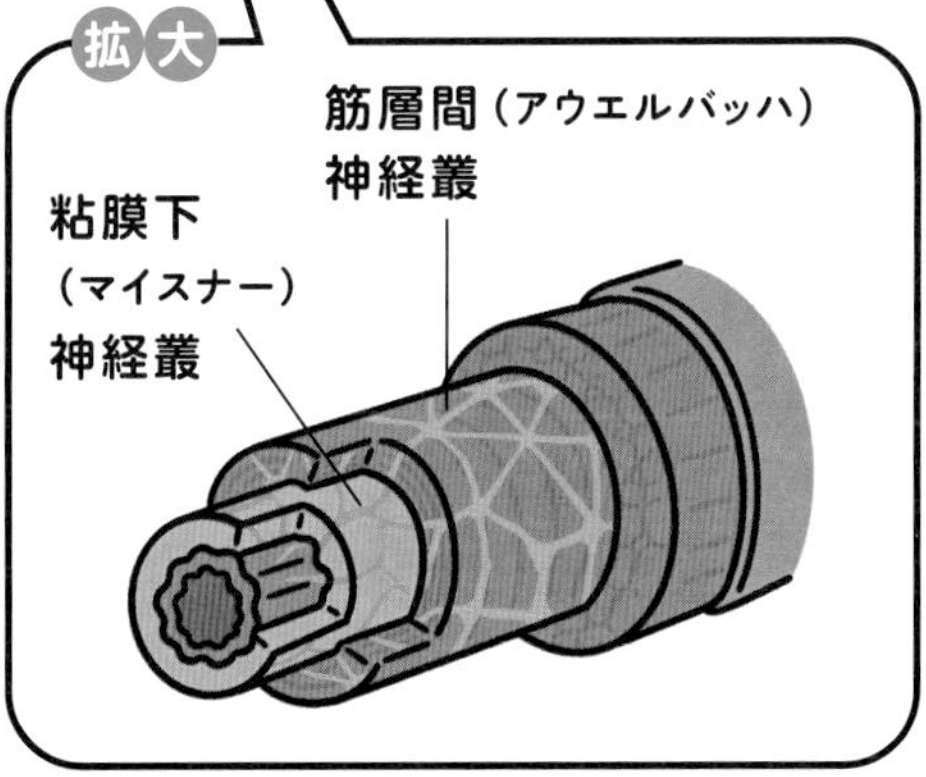
拡大
筋層間（アウエルバッハ）
神経叢
粘膜下
（マイスナー）
神経叢

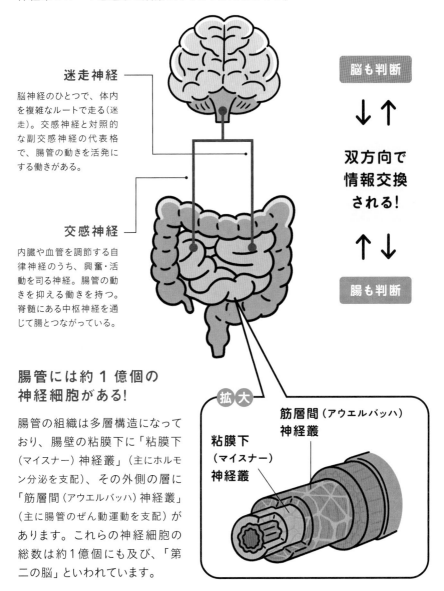

5 あなたの腸は緊張している！ なぜ腸はストレスで痛むのか？

前述したように、腸と脳のつながりは、お腹の調子や心の状態に大きく影響します。

では、そもそも心のストレスが、腸の不調を引き起こすのはなぜなのでしょうか？ それには、あるホルモンの働きが関係していることが、研究によって明らかになってきました。

あるできごとが起こり、それを脳がストレスとしてとらえた場合、脳の視床下部《ししょうかぶ》という部分が反応し、**「CRH（副腎《ふくじん》皮質《ひしつ》刺激ホルモン放出ホルモン）」**というストレスホルモンが下垂体《かすいたい》を通じて放出されます。

このCRHが腸管に到達すると、腸管壁内の**「肥満細胞」**がCRHの作用によって弾け（脱顆粒）、そこから**「ヒスタミン」**という物質が放出されます。

さらに、ヒスタミンによって炎症が起こり、**腸の粘膜（粘膜上皮）が壊され、スカスカの状態になります。**この状態をリーキーガット症候群（P40）といいますが、さまざまな細菌やその毒素が腸から腸管壁内や血流に漏れ出してしまい、その現象によって、お腹の不調を含むさまざまな不調が引き起こされるのです。

通常はすぐに回復できますが、**ストレスが強すぎたり、長期にわたったりすることで腸の緊張が常態化。**やがてお腹はもちろん、カラダのあらゆる場所で不調をきたしてしまうのです。

つまり、お腹の不調は、脳からのシグナルによって起こる、腸のバリア機能の障害といえます。

ストレスで腸が不調を起こすしくみ

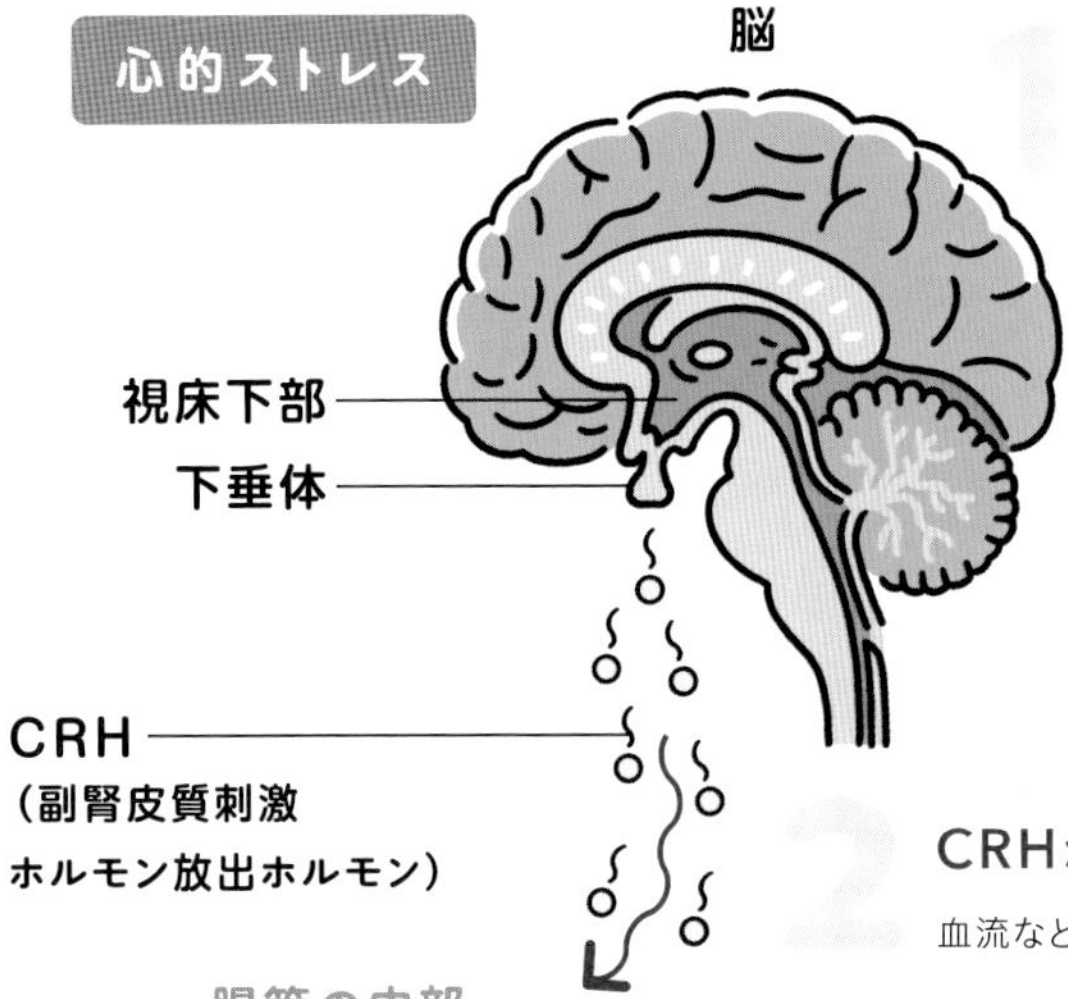
心的ストレス
脳
視床下部
下垂体
CRH
（副腎皮質刺激
ホルモン放出ホルモン）

1 ストレスによって CRHというホルモンが放出される

ストレスで脳の「嫌だ！」という感情を処理する部分が活性化すると、脳の視床下部が、下垂体を通じてストレスホルモンCRH（副腎皮質刺激ホルモン放出ホルモン）を放出。

2 CRHが腸へ

血流などを通じて、CRHが腸に到達。

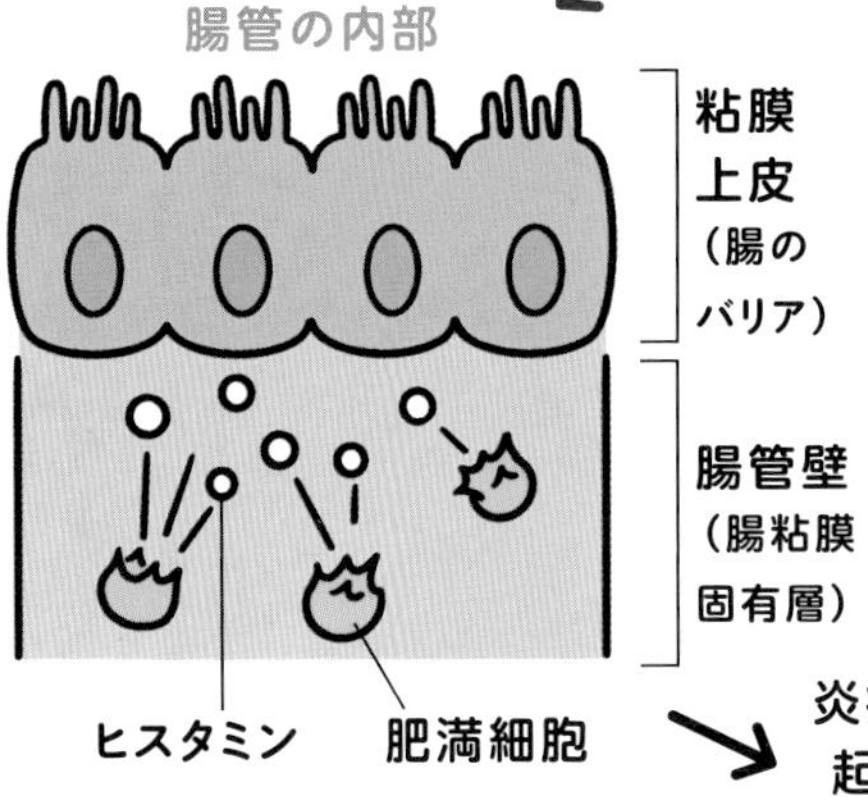
腸管の内部
粘膜
上皮
（腸の
バリア）
腸管壁
（腸粘膜
固有層）
ヒスタミン
肥満細胞

3 腸管壁内の肥満細胞が弾けてヒスタミンを放出

CRHに反応した腸管壁内の肥満細胞が弾け（脱顆粒）、ヒスタミンという化学物質を放出。

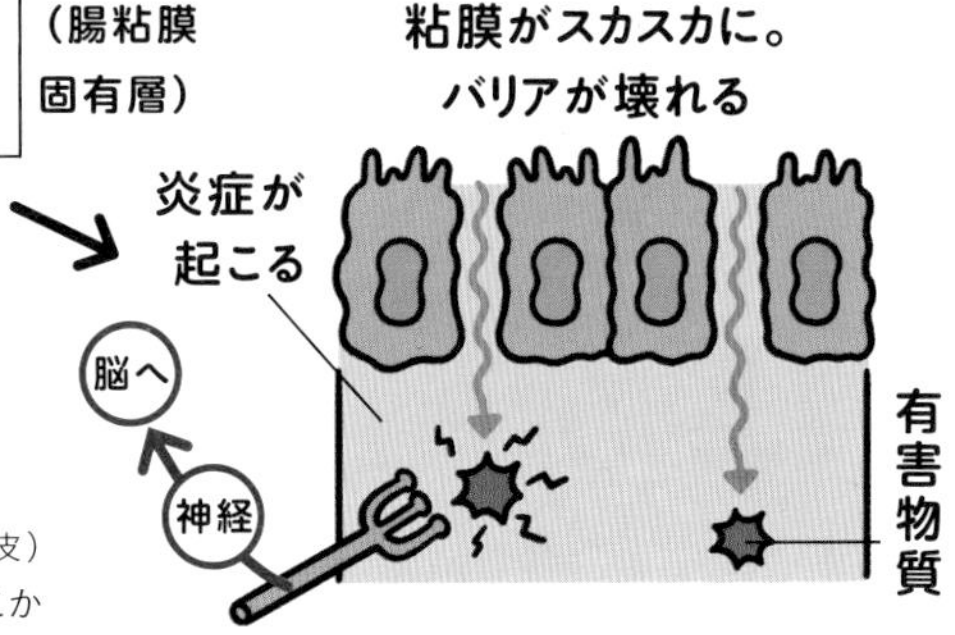
粘膜がスカスカに。
バリアが壊れる
炎症が
起こる
脳へ
神経
有害
物質

4 ヒスタミンの作用で腸内の有害物質が漏れ出してしまう

ヒスタミンが、腸の粘膜（粘膜上皮）を壊してスカスカの状態にし、そこから細菌やその毒素の有害物質が腸管壁内や血流に漏れ出してしまう。

5 脳から腸に届いている

神経は炎症を「お腹の痛み」として感じる。

血流にのって全身へ！ ＝不調の原因に

出典：Enck P et al.: Nat Rev Dis Primers 2016 ; 2 : 16014

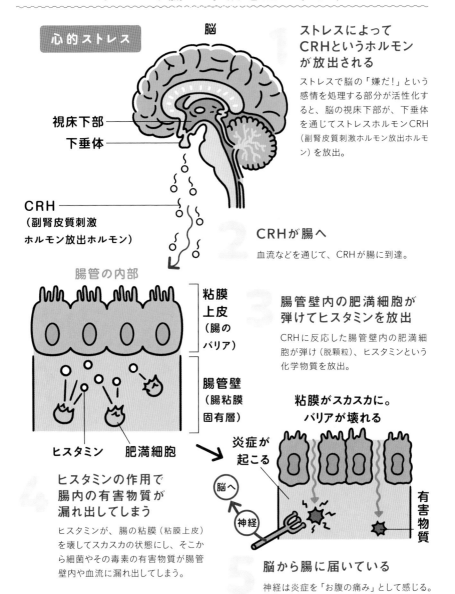

腸と不調

6 「便の状態」でわかる腸の不調度

腸の健康状態を知るためのバロメーターとなるのが、**「便の状態」**です。

食べたものは、腸内で消化・吸収されますが、通常、腸内の通過時間が長いと、水分がどんどん吸収されて便はかたく黒くなり、逆に短いと便はやわらかく黄色っぽくなります。

理想は、左図の「バナナ便」。実は、**便の形状がQOL（生活の質）に影響する**という研究データもあります。バナナ便の人はQOLが高く、「コロコロ便」や「ビシャビシャ便」に近づくほど低くなる傾向にあるようです。**腸を整えるなら、まずは便の状態をバナナ便に近づける**よう意識してみましょう。

また、最近は腸の不調度を図る上で、便の回数よりも**「排便困難感」**や**「残便感」**が注目されています。

排便時間は、トイレの便器に座ってから排便されるまでに95％の人が**通常55秒**未満です。それ以上時間がかかりすぎる場合は困難感があるといえます。回数や頻度より便秘の判断は排便時間に注目してみましょう。いきまず、スルッと出るのが理想です。

一方、排便後にまだ腸内に便が残っている感覚がある場合、**なんらかの不調や直腸がんなどの病気の場合もある**ので、一度病院で検査してみることをおすすめします。ちなみに、猫からゾウまですべての哺乳類は、12秒と極めて短時間に便を出し切ります。敵に食べられないように進化してきたのです。

便の形は「バナナ」が理想！

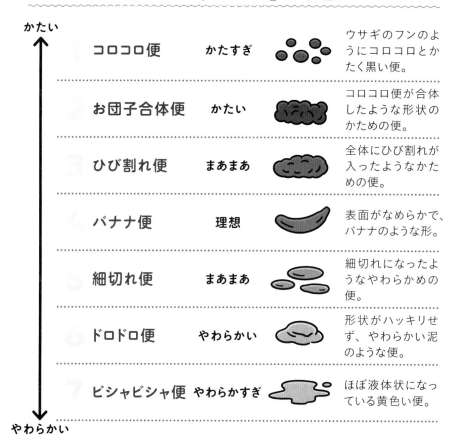

かたい ↑ ↓ やわらかい

1	コロコロ便	かたすぎ	ウサギのフンのようにコロコロとかたく黒い便。
2	お団子合体便	かたい	コロコロ便が合体したような形状のかための便。
3	ひび割れ便	まあまあ	全体にひび割れが入ったようなかための便。
4	バナナ便	理想	表面がなめらかで、バナナのような形。
5	細切れ便	まあまあ	細切れになったようなやわらかめの便。
6	ドロドロ便	やわらかい	形状がハッキリせず、やわらかい泥のような便。
7	ビシャビシャ便	やわらかすぎ	ほぼ液体状になっている黄色い便。

「排便困難感」と「残便感」にも注意！

腸の健康状態を測るなら、排便の回数より排便時間や残便感に注意。基準の排便時間は55秒未満。それより長すぎると「排便困難感」があり、腸内の不調が考えられます。排便後に便が残っている場合は、がんなどの病気が隠れている可能性もあるので、一度病院で検査してみるのがおすすめです。

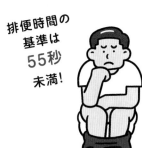

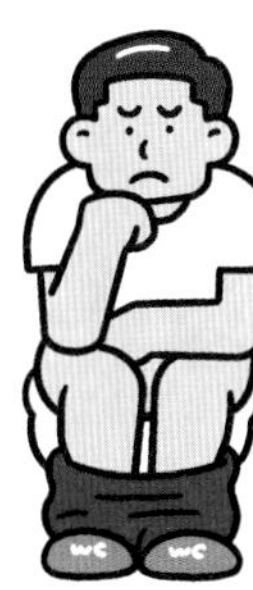

7 腸を狂わせる「食生活」

食事は、人間にとって生命の源です。栄養バランスの整った食事は、腸の健康を維持する上で欠かせない要素ですが、実は、このような食事は、人間だけでなく、私たちのお腹のなかで共生している腸内細菌にとっても重要です。

腸内細菌は、**「善玉菌」「日和見菌」「悪玉菌」**という大きく3つのグループに分かれています。健康な腸の場合は、これら3つのグループのうち、人体の働きにとって、よい影響を与えてくれる善玉菌グループが優位な状態になっています。ところが、脂っこいものや高カロリーのものを中心とした食生活に偏ると、**腸内細菌のバランスも偏った状態（ディスバイオシス）**になります。

高脂質・高カロリーのものは、悪玉菌の大好物。そのような食生活は、積極的に悪玉菌にエサを与えているようなものです。結果、悪玉菌の数がどんどん増えることになり、腸内環境は悪化してしまいます。**腸を気遣うなら、食事は腸内細菌のエサであると考え、善玉菌をサポートする食生活が大事**です。

また、健康な腸には最適とされる発酵食品や水溶性食物繊維などの食品も、実は**腸内環境が悪化した状態だと、逆に問題を悪化させる**ことがあります。腸によかれと思って食べていたものが、敵に寝返るわけです。それは、**FODMAP**（P48）に分類される糖質が原因。自分の腸の状態を観察しながら、適切な食事を考えることが大切です。

腸内環境は「善玉菌」優位に！

3つの腸内細菌グループ

善玉菌

消化・吸収の機能を助け、代謝物が人体の働きによい影響を与える細菌。

日和見菌

腸内に最も多く分布するグループ。善玉・悪玉菌いずれかの優位なほうに加勢する。

悪玉菌

消化・吸収の機能の妨げになったり、人体にとって有害な物質を代謝する細菌。

健康的なバランス

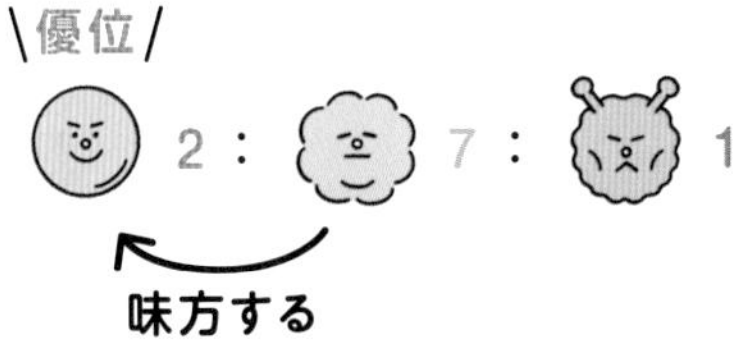
＼優位／
2 ： 7 ： 1
味方する

バランス悪化

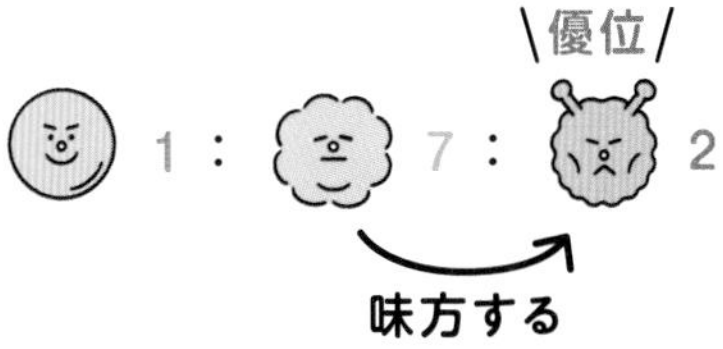
＼優位／
1 ： 7 ： 2
味方する

健康な腸の腸内細菌の割合は「善玉菌が2、日和見菌が7、悪玉菌が1」。悪玉菌より善玉菌が多いので、日和見菌も善玉菌に味方します。逆に、善玉菌と悪玉菌の割合が入れ替わると、日和見菌も悪玉菌に加勢し、腸内環境は悪化します。

↓

食事＝腸内細菌のエサ
つまり、善玉菌を育てる食事が大切！

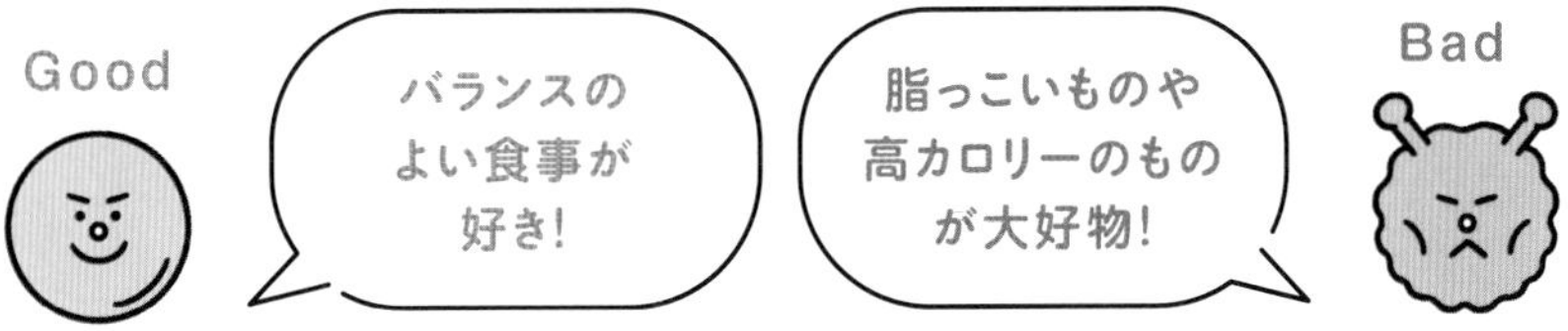
Good
バランスの
よい食事が
好き！
脂っこいものや
高カロリーのもの
が大好物！
Bad

腸内環境の改善に役立つ「4大食品」

腸内環境をよくするには、栄養バランスが整った偏りのない食事がベストですが、善玉菌を育てる4大食品を意識して食べると、さらに腸内環境の改善に役立ちます。

水溶性食物繊維

海藻

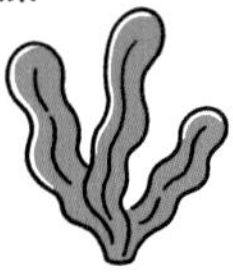

ごぼう、もち麦、オクラ、モロヘイヤ、かぼちゃ、アボカド、キウイ、そば、納豆、ライ麦パン、ブロッコリー

腸内に水分を引き込んで、便をやわらかくしてくれる水溶性食物繊維。善玉菌のエサとなり、加齢とともに悪化する腸内環境を整える効果があります。腸内の抗菌作用や免疫力なども高めてくれます。

発酵食品

ヨーグルト

みそ、しょうゆ、酢、塩麹、納豆、ぬか漬け、キムチ、ピクルス、甘酒、チーズ、ワイン、かつお節

善玉菌を活性化させ、悪玉菌の増殖を抑えてくれる発酵食品。腸のぜん動運動をうながし、便通の改善にも効果があります。腸内を弱酸性にしてくれるため、悪玉菌が増えにくい環境に整えてくれます。

オメガ3系脂肪酸

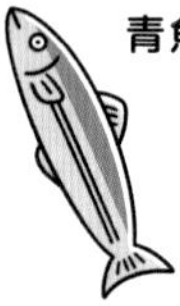

青魚

マグロ、鮭、たらこ、いくら、あん肝、牡蠣、アマニ油、えごま油、くるみ

腸内の炎症を抑えてくれるDHAやEPA、腸内の働きを活性化し便通改善に効果のあるα-リノレン酸など、不飽和脂肪酸のオメガ3系といわれる油は、腸内環境を整え、腸の潤滑油としても有効です。

オリゴ糖

バナナ

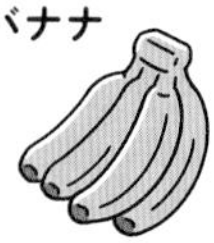

玉ねぎ、はちみつ、きな粉、いんげん、にんにく、ごぼう、あずき

善玉菌である乳酸菌のエサとなり、腸内環境の改善に効果のあるオリゴ糖。悪玉菌のエサにはならず、効率よく善玉菌を増やせます。一方で、摂りすぎると軟便になりやすいため、はちみつなら1日にティースプーン2杯（10g）を目安に。

要注意！ 悪玉菌を育てる食生活

欧米型に過度に偏った食事は悪玉菌の恰好のエサに。揚げ物などの高脂質・高カロリーのものはもちろん、気づかないうちにアレルギーのある食品を食べてしまっていることも！

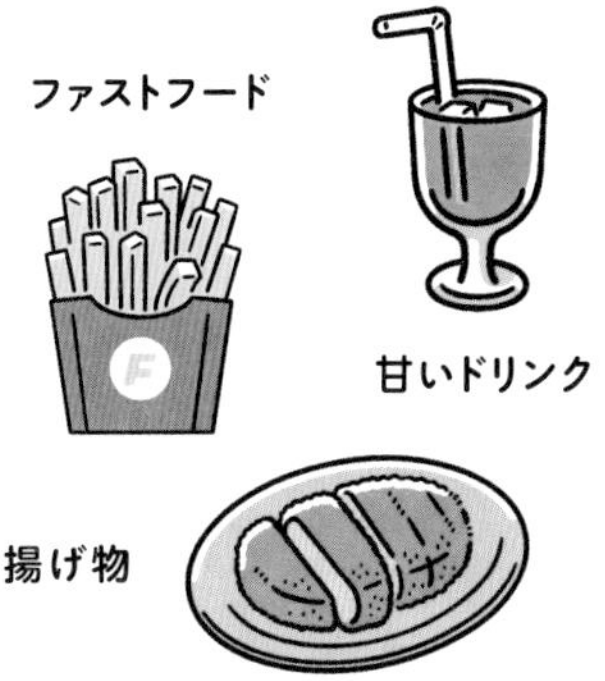

高脂質・高カロリーに偏った食事

高脂質・高カロリーで、栄養バランスが偏った食事は、悪玉菌の大好物。ファストフードや甘い飲み物、揚げ物などは特に要注意。どれも無性に食べたくなるものですが、そういうときは悪玉菌に操られている可能性があると考え、踏みとどまりましょう。

調べないと気づかない遅延型アレルギー食品

アレルギーの原因には、即発型のIgE抗体と、遅延型のIgG抗体の2種類があります。IgG食品の場合、反応が現れるまでに数時間～数日間かかることが多いので、気づかないうちにIBSの症状や肥満、じんましん、不安やうつといった症状が出ることも。

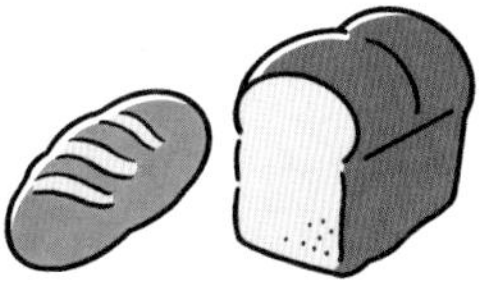

小麦粉も多く見られる

発酵性の (Fermentable)
F 小腸で吸収しづらく、大腸で細菌のエサとなり、発酵する。

オリゴ糖 (Oligosaccharides)
O 豆類に含まれるガラクトオリゴ糖や、小麦などに含まれるフルクタン。

二糖類 (Disaccharides)
D 牛乳、ヨーグルトなどに含まれる乳糖（ラクトース）。

単糖類 (Monosaccharides)
M 果実やはちみつに含まれる果糖（フルクトース）。

and
A

ポリオール（糖アルコール） (Polyols)
P 人工甘味料などに含まれるソルビトール、マンニトール。

整腸食が仇に!? FODMAPの落とし穴

すでに腸内環境が悪化している場合、逆に整腸食が仇になることも。SIBO（P42）などの疑いがある場合、FODMAPと呼ばれる糖質が、悪玉菌のエサとなり、お腹の不調をさらに悪化させてしまうのです。しかも、FODMAPは、4大食品にも多く含まれるものがあり、善玉菌を育てるつもりが、悪玉菌を増やしてしまうという落とし穴が！

詳しくはP48、P73～75へ

8 腸にもまいにちの日課がある！

人間に生活のリズムがあるように、**腸にも1日のリズムや日課があります。**腸の生活のリズムを大きく乱すような不規則な習慣は、人間と同じように、腸を過酷な労働で疲労させ、また腸内の環境も荒んでいきます。

では、腸の仕事や日課にはどういうものがあるのでしょうか？

腸の仕事の第1は消化・吸収です。食事から2時間ほどは、そのために働いています。

そして、2番目の仕事がおそうじ。消化・吸収がひと段落した空腹の時間に、腸では**MMC（伝播性消化管収縮運動）**という大きな収縮が起こります。これは、**殺菌性のある消化液によって、腸管内に残ったカスや、それをエサにする悪玉菌を排出する「おそうじタイム」**。腸内をしっかりそうじしてから次の食べものを迎え入れないと、腸内は散らかり放題になり、腸を正常に働かせるための労働環境は悪化します。MMCには少なくとも3時間は必要で、そのときに間食などをしてしまうと、MMCがストップします。その結果、悪玉菌を増やす温床と化してしまうのです。

また、**MMCの最大のコアタイムは睡眠中**です。睡眠は、腸にとって最大のリフレッシュタイム。この時間が十分に取れないと、腸内の環境を整えることができません。夜遅い食事や睡眠不足といった不規則な生活習慣は、腸にとって悪影響になりやすい習慣といえるでしょう。

腸の健康には「リズム」が大切！

腸の1日のリズムを理解し、規則正しい生活を送ることが、腸の不調改善につながります！

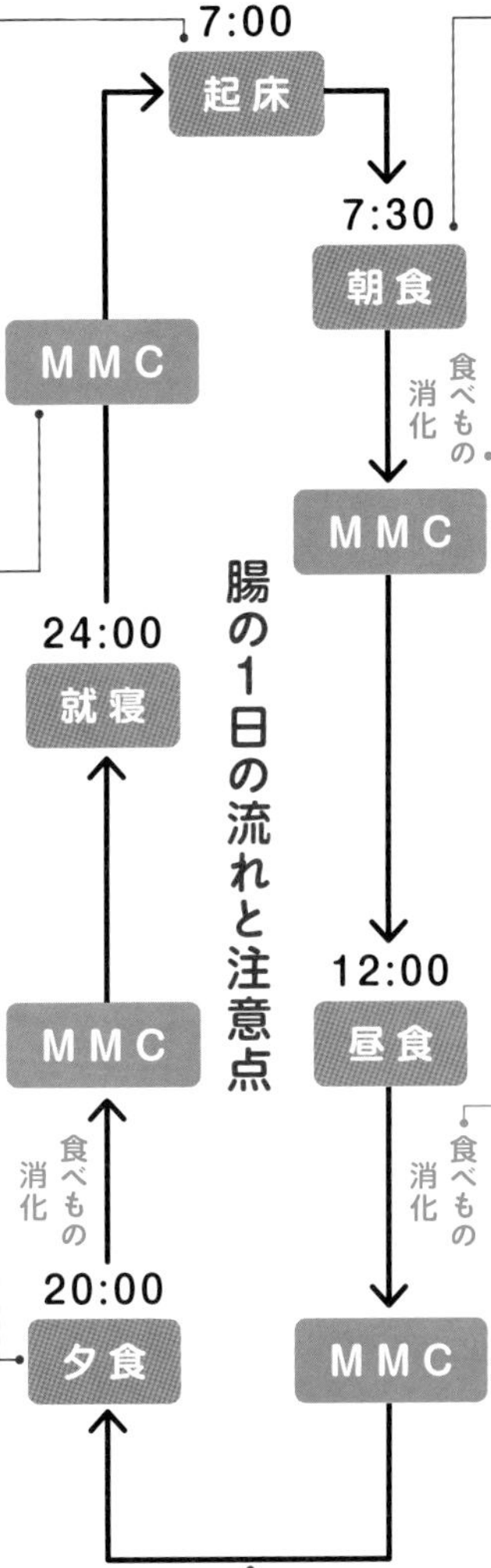

ストレスが腸の規則性を乱す

心に過剰なストレスがかかると、脳腸の回路が狂うだけでなく、生活の規則性が乱れてしまいます。変な時間にお腹が空いたり、睡眠の質が低下したり、腸にとって悪影響を及ぼすさまざまな問題が生じます。

朝食と便秘の関係

朝食を食べると、「結腸反射」が起こり、大腸に排便するよう指令が出ます。朝食抜きの人ほど便秘傾向が高いという研究データもあります。

便秘の人の朝食抜きは30〜50%

出典：慢性便秘症診療ガイドライン2017

就寝中は腸のリフレッシュタイム

就寝中はMMCがよく働き、腸内のリフレッシュを図る貴重な時間。研究では寝ている間に、腸内にたまったガスなども排出していることがわかっています。

食後の運動は腸が漏れる!?

食事の直後に階段を駆け上がったりすると、じんましんなどの症状が出ることも。これは食後の運動でリーキーガット（P40）が起こり、アレルギー物質などが反応したと考えられます。

就寝直前の夕食は避ける

睡眠の時間はMMC最大のコアタイム。消化・吸収に2時間ほどかかりますが、就寝直前に食べると、それだけMMCの時間が減ってしまいます。また、脂質は消化に時間がかかるため、夕食は脂っこいものは避けたいところ。

腸のおそうじタイムMMCは大切！

MMC（伝播性消化管収縮運動）は、大きく収縮しながら殺菌性のある消化液で腸内の残りカスや悪玉菌を排出する大切な時間。基本的に空腹時にMMCが働き、最低3時間ほどが適切。この時間がしっかり取れないと、悪玉菌が増える温床に！

間食が悪玉菌を増やす

間食などで食べものを胃に入れた瞬間に、腸の活動は再び消化・吸収に切り替わり、MMCがストップします。ちょくちょく食べるような間食の習慣は、MMCの働きを妨げるため、悪玉菌が増えて腸内環境は悪化してしまいます。

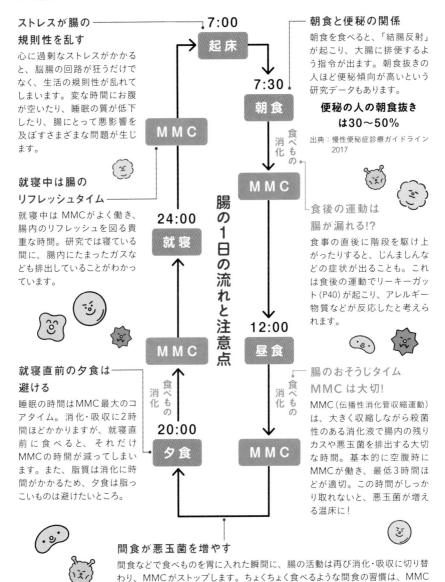

9 肌荒れ、疲労感、免疫力……etc. 腸の影響は全身に及ぶ！

腸は、外界から食べものを取り込み、消化・吸収した栄養素を全身へと供給する**「カラダの玄関口」**です。

外界からは、食べものと一緒に病原菌やウイルスといったさまざまな異物も入り込んできます。そうなると、当然「検疫」のような役割が必要になるわけですが、**さまざまな病原菌やウイルスを撃退する「免疫細胞」のうち、全体の約7割が腸内に集中しています。**つまり、腸の機能を正常に保つことは、感染症に対する予防においても大切なことなのです。

また、腸は、取り込んだ栄養素を全身に供給する玄関口。ということは、当然脳だけでなく全身とつながっているということを表します。もし、**腸に問題が発生すれば、その影響は全身のさまざまな場所に兆候として現れる**のです。

便秘や下痢、張りや痛みといったお腹の症状はもちろんですが、**肌荒れ、髪のツヤの低下、ツメの割れ、口臭、顔色、体重の増減、手足のむくみ、さらには疲労感**といったことまで腸の不調との関連があります。

このような症状の原因がわからない場合は、腸を疑ってみましょう。トイレに入ったときに便の状態をチェックしてみると、多くの場合、「バナナ便」（P24）にはなっていないはずです。

腸内環境の悪化が招くカラダの不調

原因がわからないカラダの不調、もしかしたら腸に問題があるのかもしれません。このような不調が現れたら、便の状態を確認し、腸内環境の改善を図りましょう！

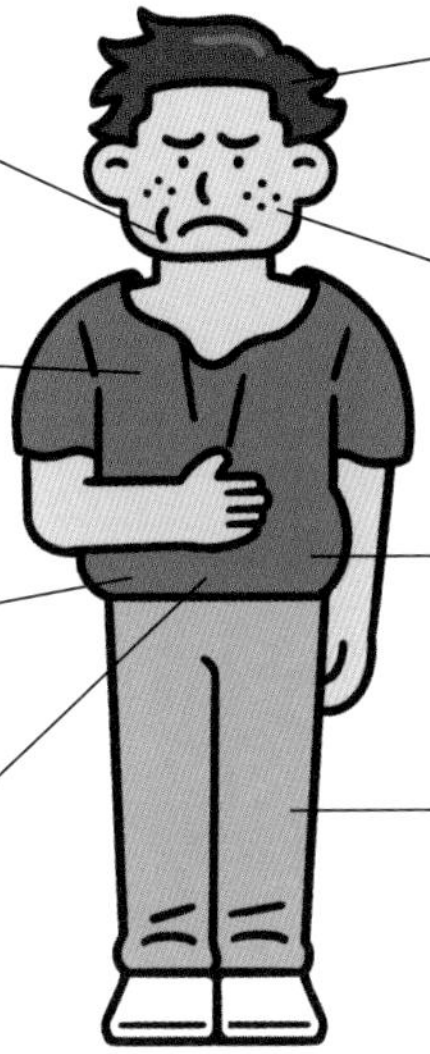

シワが深い

悪玉菌が代謝する毒素などの影響で、シワが深くなり、肌の老化が進む。

疲れやすい

腸内環境が悪化すると、活性酸素が増加し、エネルギーの代謝を低下させる。

おならが多い

悪玉菌が増えることで、菌が生み出すメタンや水素といったガスが増加。

お腹の張り・痛み

悪玉菌の増加によるガスの発生と、便秘などを併発することでお腹が膨張。

髪のツヤがない

栄養素の吸収や代謝の機能、血行が低下し、髪への栄養供給が不十分。

肌荒れ

栄養供給の低下のほか、リーキーガット（P40）の状態から、毒素やアレルゲンに肌が反応。

下痢・便秘

腸内環境が悪化すれば、間違いなく便通の異常が症状として現れる。

手足のむくみ

腸内の水分コントロールが乱れると、血液の循環が滞る。末端の冷えも同様。

（その他）

・体重の急な増減　・ゲップ・胸やけ　・口臭がクサイ　・ツメが割れる　・顔が赤い　etc.

免疫細胞の7割が腸内に集中！

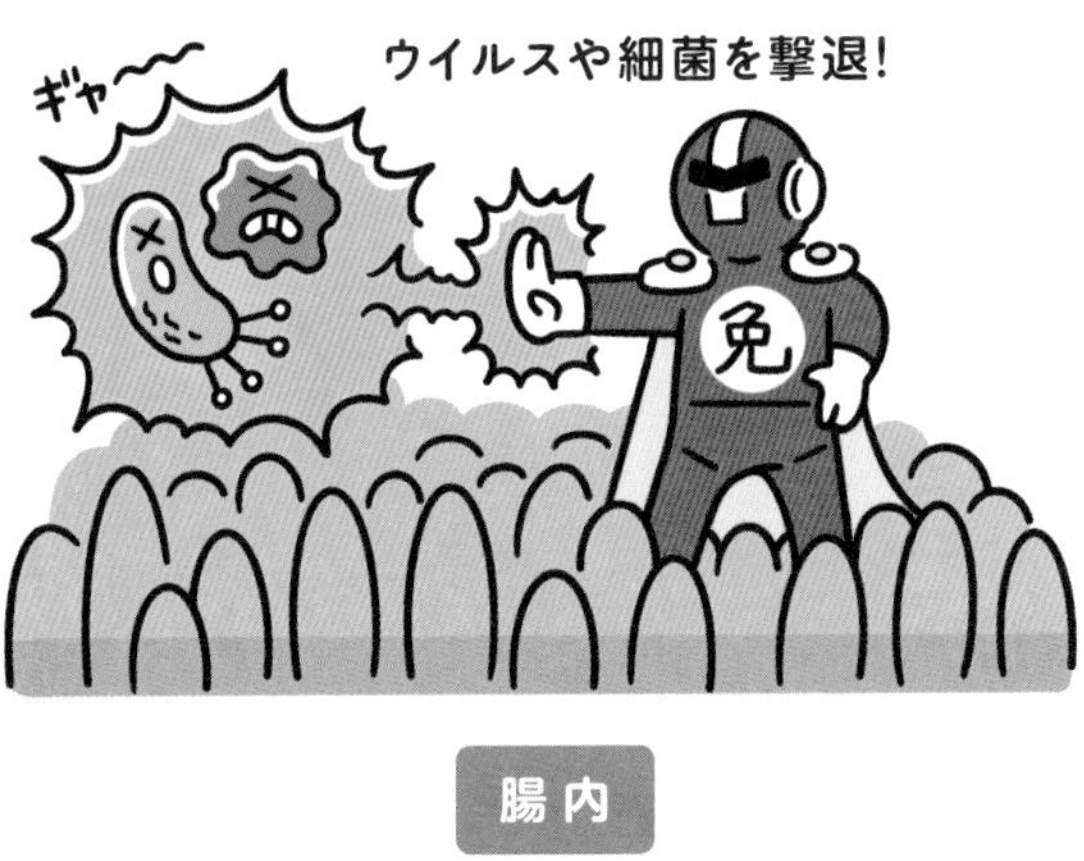

カラダの玄関口である腸には、全身の約7割の免疫細胞が集まっています。腸内に病原菌やウイルスなどの外敵が侵入すると、それを察知した免疫細胞がメッセージ物質を放出。それを受け取った腸壁の細胞が抗菌物質を腸内に放出して外敵を撃退します。

10 「整腸」＝「整心」 腸を整えるには心の整理から！

ポリープや炎症といった器質的な病因が見つからないのにかかわらず、症状は深刻。ところが、医師からは「気のせい。死にはしない」などと突き放されてしまうと、ますます気落ちしてしまうものです。

そういうときの頭のなかは、**モヤモヤと漠然とした不安でいっぱい**になり、ストレスはより一層強くなるばかり。そうしたネガティブな思考が重なってくると、脳では「不快だ！」という感情を処理する部分が興奮します。すると、脳の視床下部からはストレスホルモン「CRH」（P22）がどんどん放出され、それに反応した腸の状態もますます悪くなります。そして、増幅した腸の痛みによって、心の悩みがさらに大きくなり……という、いわば**「負の脳腸相関」に陥ってしまいます。**

こうなると、心もカラダも整理がついていない状態となり、症状を改善する方法もわからず、負の連鎖から抜け出せなくなってしまいます。

この場合、なにから始めればよいのでしょうか？ まず、**冷静に現実の全体像をとらえることが大事**です。自分の腸の状態を把握し、どういうときに腸の症状がひどくなるのかを考えてみることです。食事なのか、生活習慣なのか、そうした原因と思われる**課題が明確になれば、それに向けた改善の一歩を踏み出せます。**そうすると、心のモヤモヤが少し晴れ、ネガティブに偏りすぎていた思考のクセを変えることができます。現実を客観的に整理する意味で、本書の腸日記はとても役立つのです。

腸が苦しいのは「気のせい」ではない!

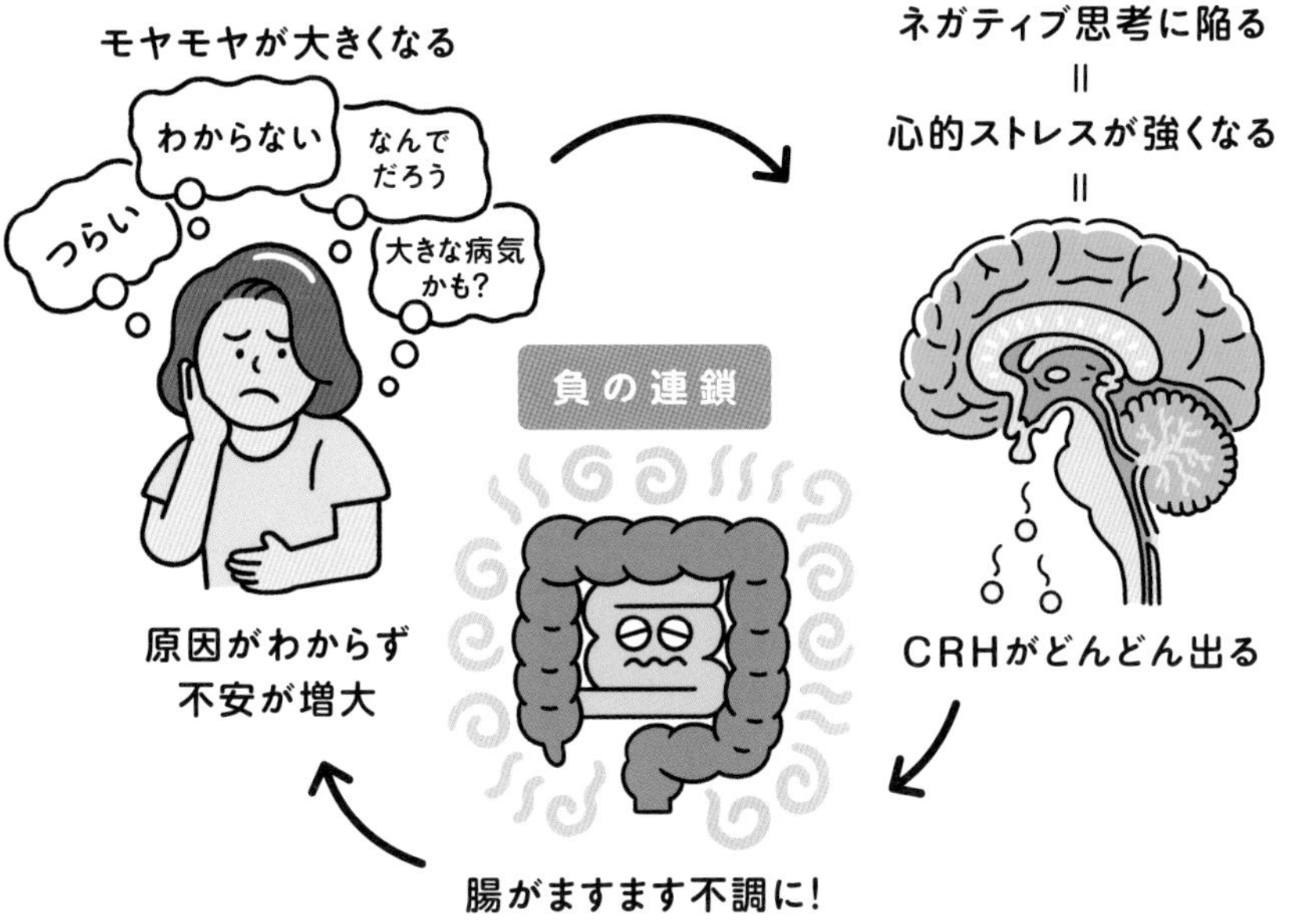

腸の痛み、心の不安が連鎖して、そのまま放置すると、状況は悪化する一方。腸がさらに緊張し、心も敏感になり、少しの痛みでも過剰に感じてしまう「負の脳腸相関」に陥ってしまいます。

不調の原因を見つけ、「心のとらえ方」を変える!

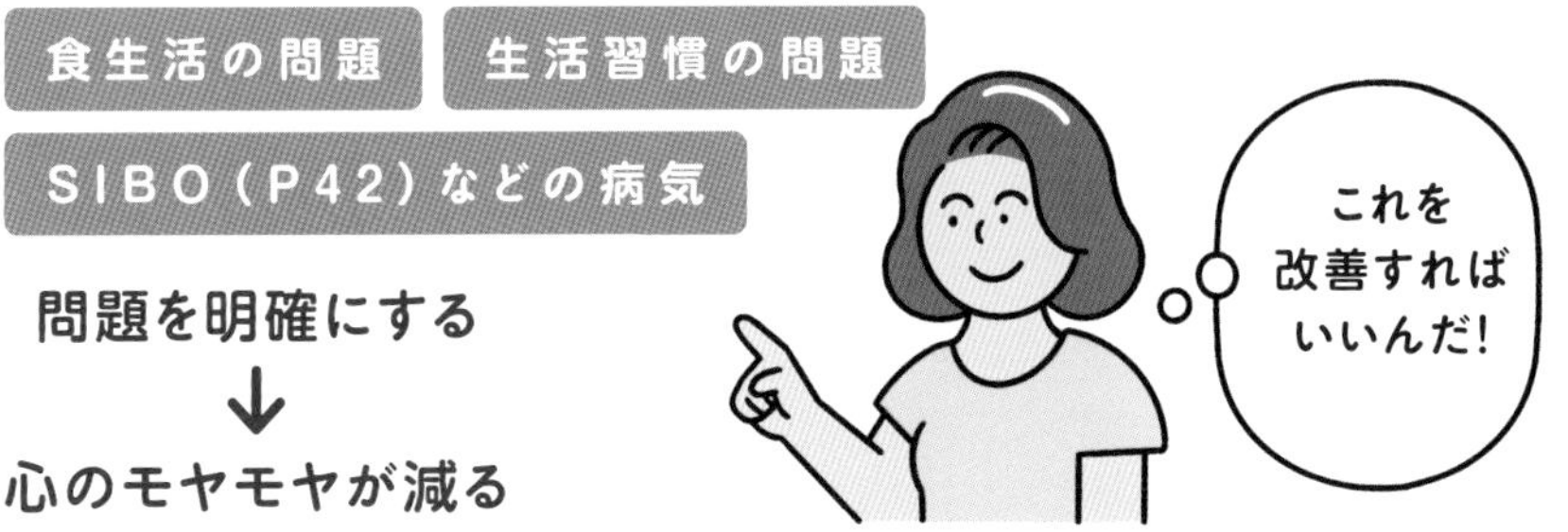
食生活の問題
生活習慣の問題
SIBO（P42）などの病気
問題を明確にする
↓
心のモヤモヤが減る
これを改善すればいいんだ!

冷静に腸の状態を観察し、食事や生活習慣、もしくはSIBO（P42）のような病気なのか、原因にあたりをつければ、漠然とした不安から一歩抜け出すことができます。つまり、腸を整えることと、心を整えることは、どちらも健康に欠かせない要素なのです。

11 腸の不調を改善するには「医師」より「意思」が大事！

多くの患者さんを診てきて思うこと。それは、**腸の症状の回復が早い人は「自分で治す」意思が強い**ということです。医師の言葉に対し、受け身にならず、自分で調べたり、生活習慣を修正してみたり、回復への自己努力が旺盛な人ほど、回復が早いという印象があります。

実際、その印象を裏づけるような、海外の研究グループが行った実験があります。

自発的な行動をうながす心理療法**「認知行動療法」**（P50）というものをご存知でしょうか？　詳しくは第2章で解説しますが、IBS（過敏性腸症候群）の治療などに効果がある治療法です。実験は、IBSの患者を認知行動療法でアプローチしたグループと、従来の薬物療法を行ったグループ、心理教育（医師による指導など）でアプローチしたグループの3つに分け、治療後の効果を比較しました。薬物療法と心理教育は、いわゆる受け身型の治療。一方の認知行動療法は、自分で課題を見つけ、少しずつそれを乗り越えていく自発型の治療法です。

結果、**心の状態、腸の症状ともに改善の効果があったのは、認知行動療法のグループ**でした。

このことからもわかるように、**腸の不調改善には、「医師」よりも自分で治そうとする自発的な「意思」を持つことが重要**なのです。

腸の不調改善には「自分で」考えることが大事！

海外の研究グループの実験

対象は18～65歳の計101名のIBS患者。これらを下記A～Cの3つのグループに分け、それぞれ治療介入前、介入後の各6ヵ月の追跡調査を実施しました。心の状態や腸の症状に関する質問表による効果の比較を行ったものです。

治療効果があったのは？

効果あり！

A 認知行動療法グループ

認知行動療法をベースに、自らの課題をグループセッションなどで検討。それぞれの課題を自発的に改善していくグループ。

↓

心の状態　改善
腸の状態　改善

B 心理教育グループ

グループ＆個人セッションを行い、病気に関する知識や食事に関する講義など、主に教育を軸としたグループ。

↓

心の状態　変化なし
腸の状態　変化なし

C 従来の薬物療法グループ

消化器専門の医師に処方された通常の薬物療法を実施したグループ。

↓

心の状態　抑うつ傾向
腸の状態　変化なし

つまり、より自発的な「認知行動療法」のアプローチが心や腸の症状の改善に効果があるということ！

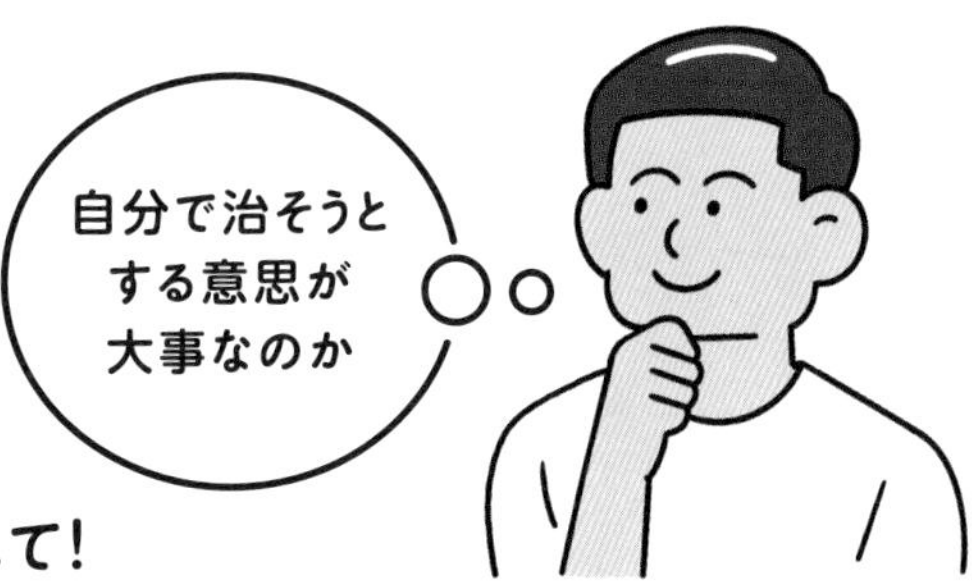

「認知行動療法」の具体的な方法は第2章にて！

不調と腸

12 検査では明確な原因が見つからない！「過敏性腸症候群」

病院で内視鏡などの検査を受けても、炎症やポリープといった器質的な異常が見つからず、腹痛や便通異常といった機能面での異常がある病気。この症状を**「過敏性腸症候群（IBS＝Irritable Bowel Syndrome）」**といいます。

IBSの症状を抱える人は、10代から高齢者層に至るまで幅広く、**全国で1700万人に及ぶ**とされています。健康な人でも、ストレスなどで腸に影響を受けますが、IBSの人はさらに感覚が敏感で、**ちょっとの刺激でも、腹痛や便通異常が起こります。**調査によると、**IBS患者の85％超はなんらかのストレスを抱えている**という報告もあります。

便通異常は、便秘型・下痢型・交替型があり、便秘型は女性に多く、下痢型は10〜20代の若者や男性に多い傾向があります。また、お腹がゴロゴロ鳴る、腹部の張り、おならが多く出すぎるといった症状も見られ、このほか、頭痛、めまい、吐き気、うつ症状など、さまざまな不調が現れます。

また、IBSの原因は、個人によってさまざまです。食生活や生活習慣の影響、もしくは加齢による腸内環境の悪化や心のストレスが原因かもしれません。しかも、**IBS患者のうち約80％が、小腸内の細菌が異常増殖する病気「SIBO」**（P42）**を併発している**というデータもあり、このような病気に起因するケースもあります。腸の状態を観察し、自分に合った改善策を見つけることが重要です。

検査では「異常なし」、でも症状は「ツライ」

過敏性腸症候群（IBS）とは？

検査をしても器質的な異常（ポリープや炎症など）が見られず、腸に機能的な異常が慢性的に見られる。

主な症状と傾向

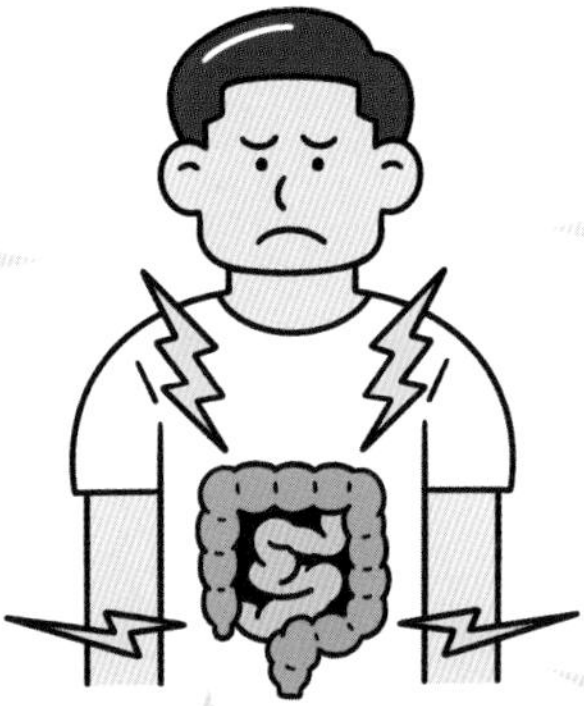

①
便通異常は3タイプ

・**便秘型**
便秘は女性に多く、年齢が増すにつれ増加傾向にある。

・**下痢型**
下痢は比較的若い人に多く、急にトイレに駆け込むなどのケースが典型。

・**交替型**
便秘と下痢を繰り返すケース。下痢止め薬で逆に便秘になるケースも多い。

②
85%以上がなんらかのストレスを抱えている

心理的なストレスに過敏に反応しやすい傾向が。IBS患者の85%以上がなんらかのストレスを抱えているという調査結果も。

③
腹痛や張り、腹鳴、おならが多い

激しい腹痛や張り、お腹が頻繁にゴロゴロ鳴る、オナラが多いなどの腹部の違和感を慢性的に抱えている。

④
その他の症状

消化器系の症状以外にも、頭痛やめまい、動悸、うつ症状といった全身の自律神経失調症状も見られる。

「気のせい」ではない！ 疑うべき原因は？

SIBO
小腸内の細菌の異常増殖。
→P42

リーキーガット症候群
腸粘膜のバリア機能が低下。
→P40

食生活
症状を誘発させる食生活。
→P26

生活習慣
腸内環境を悪化させる習慣。
→P30

腸内細菌
悪玉菌による有害物質の影響。
→P18

これらの原因を自分で探し、心のストレスを軽減！

IBSの原因となる要素には個人差があります。2章以降で紹介する腸日記をつけながら、疑うべき原因を自分自身で探してみましょう。原因が明らかになれば、心の負担も少し軽くなるはずです。

13

腸から問題が全身へ漏れ出す!?「リーキーガット症候群」

腸管内の表面は、**「上皮細胞」という粘膜組織**で覆われており、通常はその粘膜によって細菌やウイルス、腸内細菌が生み出した毒素などをブロックしてくれるバリア機能がそなわっています。

ところが、腸内細菌の種類や数の異常、ストレスなどによって腸内環境が悪化してくると、**上皮細胞同士のつながり（タイトジャンクション）が壊されて、粘膜組織の間に隙間ができるようになり、そこから細菌やウイルス、毒素などが腸管から漏れ出してしまいます。**このような状態を**「リーキーガット（漏れやすい腸）症候群」**といいます。

リーキーガットの状態になると、腸のバリア機能が低下し、発がん性のある毒素や、アレルギー物質なども血流に漏れ出してしまいます。免疫力が低下し、さまざまな不調や感染症を引き起こす恐れも出てきます。

さらに、リーキーガット症候群は、IBS（P38）やSIBO（P42）と併発していることが多く、前述したストレスホルモンCRH（P22）の作用で発症することもあります。つまり、リーキーガット症候群のような症状は、**腸内環境の改善と、心的ストレスのコントロールという両面からアプローチする**ことが、治療には有効だということです。

また、青魚などに含まれるオメガ3系の油や抗酸化作用のある緑黄色野菜などを食べることで、腸粘膜のバリアを強化することもおすすめです。

有害物質が腸から漏れてしまう!

正常な腸粘膜

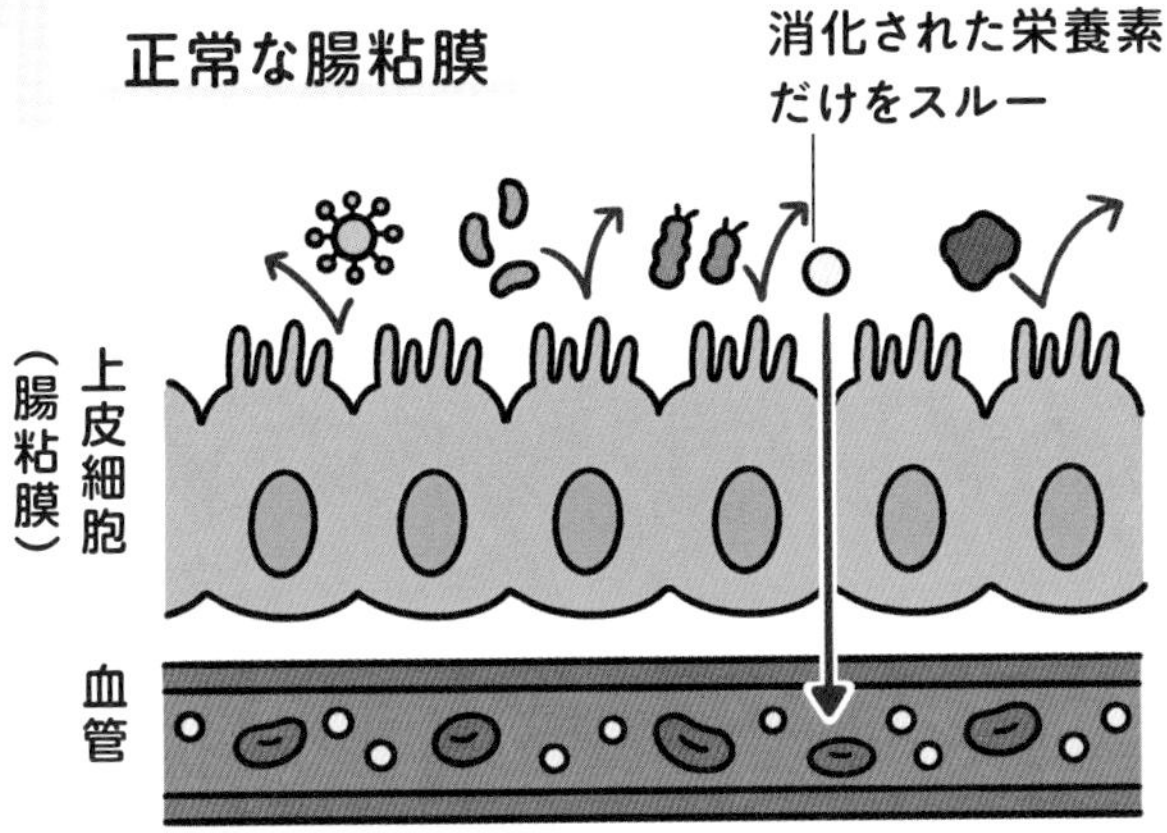
消化された栄養素
だけをスルー
上皮細胞
(腸粘膜)
血管

ウイルスや細菌、毒素、アレルゲンをブロック!

腸粘膜が正常に機能していれば、腸管内のウイルスや細菌、毒素、アレルゲン、未消化の栄養素などをブロックし、消化された栄養素だけを血管に送り出す。

悪玉菌の増加や、ストレスによる影響

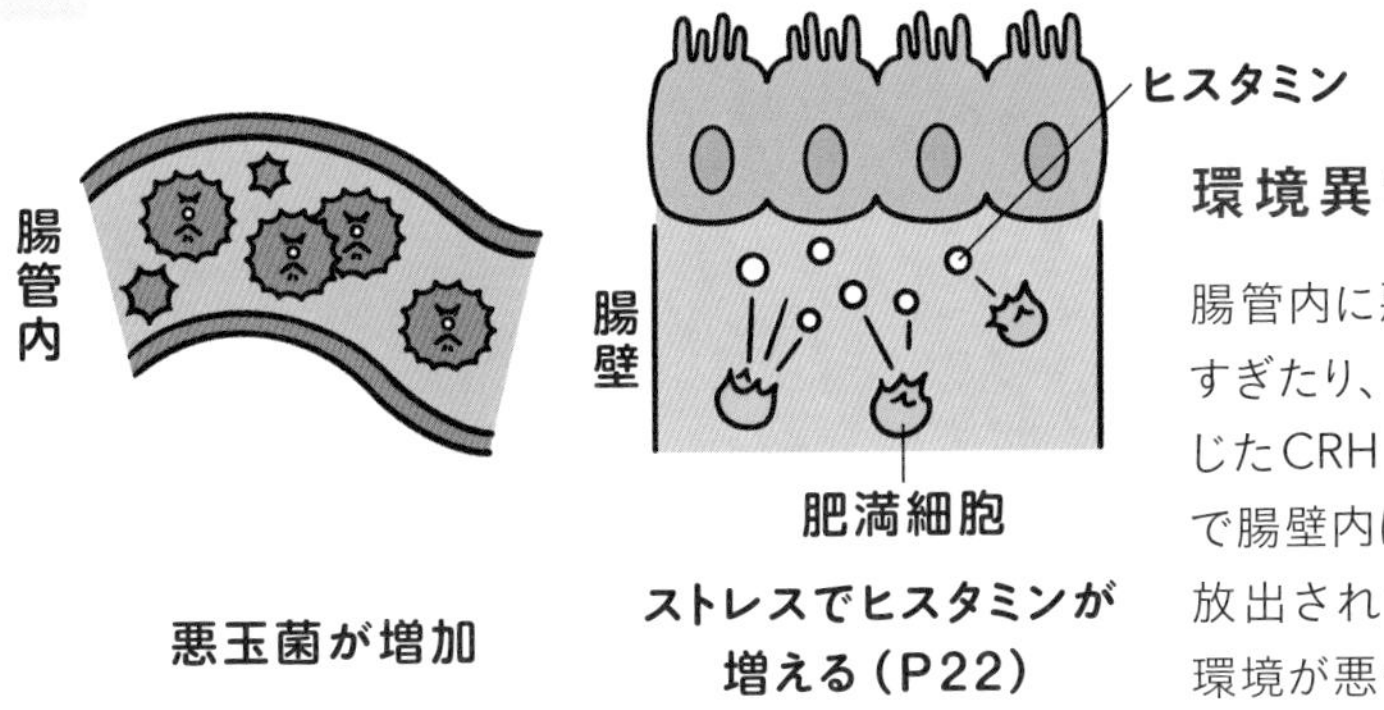
腸管内
悪玉菌が増加
腸壁
ヒスタミン
肥満細胞
ストレスでヒスタミンが
増える（P22）

環境異常が発生

腸管内に悪玉菌が増えすぎたり、ストレスで生じたCRH（P22）の影響で腸壁内にヒスタミンが放出されたりし、腸内環境が悪化してしまう。

腸粘膜がスカスカに!（リーキーガット症候群）

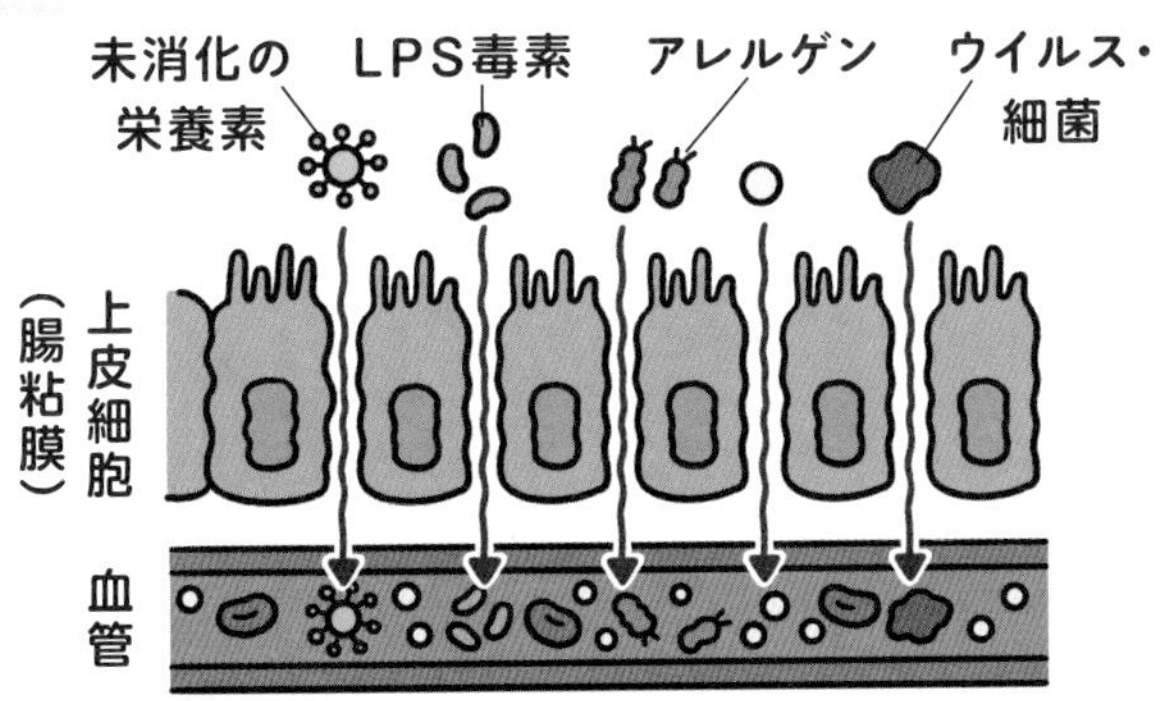
未消化の
栄養素
LPS毒素
アレルゲン
ウイルス・
細菌
上皮細胞
(腸粘膜)
血管

有害物質がスルー!

腸内環境の悪化によって、腸粘膜が壊され、スカスカの状態に。その隙間から通常はブロックされるはずの有害物質が血管内に漏れ出し、あらゆる不調の原因に。

腸と不調

14 腸活が仇になるかも!? 最近注目される「SIBO」とは？

腸によかれと思って、ヨーグルトを食べたけれど、逆にお腹が痛くなってしまった……そんな経験はありませんか？ このような場合、もしかしたら**SIBOの疑いがある**かもしれません。

SIBOとは、**小腸内細菌増殖症**（Small Intestinal Bacterial Overgrowth）という、**小腸内に腸内細菌が異常増殖する**ことをいいます。

腸内細菌は、本来大腸に生息するもの。小腸内にも存在しますが、その数は少なく、全体で100兆とも1000兆ともいわれる細菌のうち、通常は1万個程度しかいません。それが10倍以上の数に増えてしまうと、異常増殖した状態といえます。

では、SIBOはなぜ起こるのでしょう？ それは、**加齢による腸の機能低下などにより、小腸の運動力が落ちたり、小腸から大腸に向かう入り口「バウヒン弁（回盲口）」がゆるんだりする**ためです。そのせいで、大腸から小腸に腸内細菌が流入し、小腸内に細菌の大増殖を引き起こします。

そして、小腸内で細菌がガスを発生させますが、そもそも小腸はガスに耐えられる構造をしていません。小腸が膨張することで、お腹の張りや痛みを感じるようになりますが、さらに**炎症や、リーキーガット（P40）の症状を引き起こします。**

ヨーグルトを食べてお腹の調子が悪くなる場合、この小腸内の細菌が、ヨーグルトなどに含まれるFODMAPという糖質（P48）をエサに、ガスを発生させている可能性があります。**整腸食がSIBOにかかると、逆効果になってしまう**のです。

小腸内細菌増殖症（SIBO）とは？

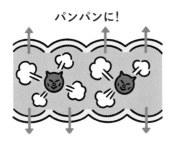

細菌から大量のガスが発生!

小腸内の細菌が、大量の水素やメタンといったガスを発生。

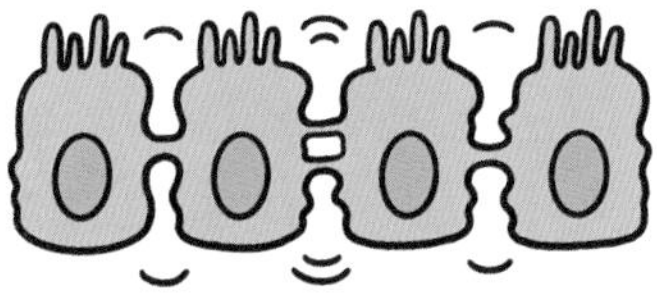

腸粘膜が傷ついてリーキーガット（P40）になる!

大量の細菌やガスによる膨張、炎症に耐えられず、小腸内の粘膜組織が壊される。

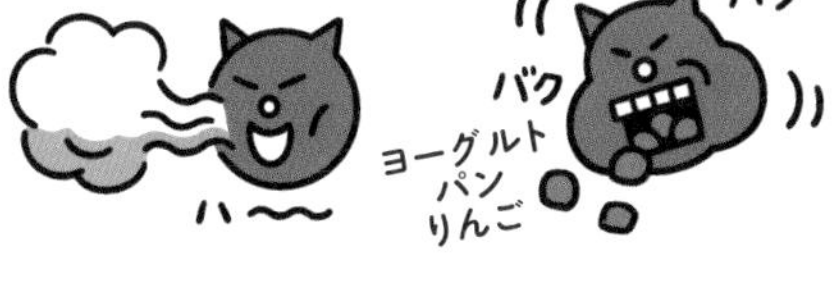

FODMAP（P48）などをエサに細菌がさらにガスを発生!

細菌がFODMAPという糖質をエサにさらに増え、大量のガスを発生させる。

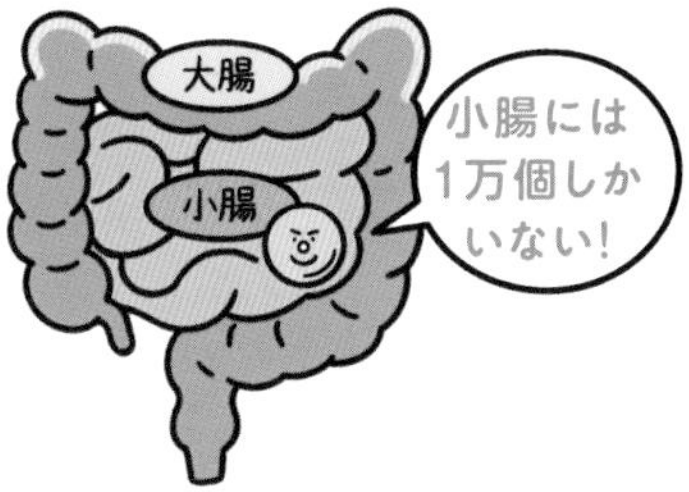

本来、腸内細菌は大腸にいる!

細菌全体の100兆〜1000兆のうち、小腸内は1万個ほどしかいない。

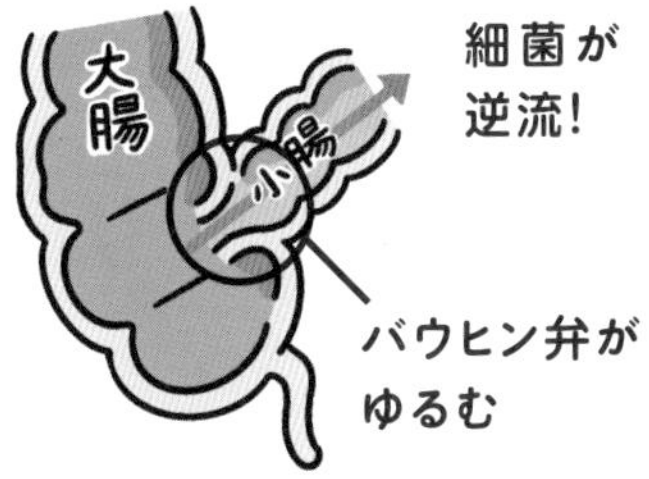

小腸から大腸への入り口の弁がゆるむ

大腸から小腸へ細菌が逆流する。

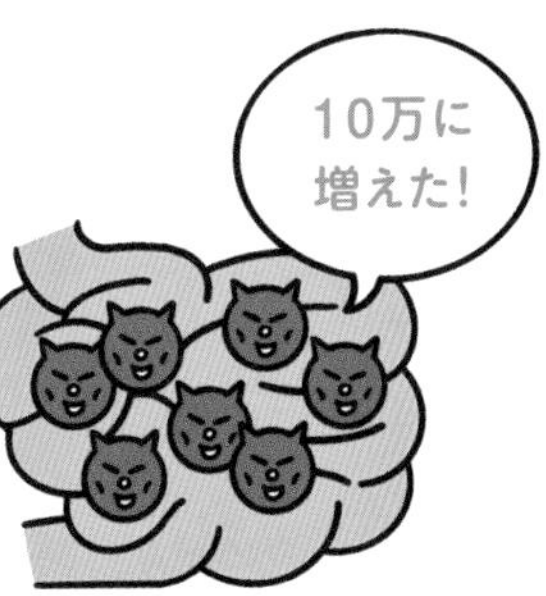

小腸内に腸内細菌が流入し、10万個以上に!

大腸から小腸内に細菌が流入し、小腸の細菌が10倍以上に大増殖。

15 「うつ」と「腸」の切れない関係

腸は、脳と密接なつながりを持っていると述べましたが、必然的に脳神経系の症状や病気にも関連しているといえます。なかでも**「うつ」との関係**は、最近の研究でも少しずつ明らかになってきています。

まず、セロトニンというホルモン。人間の情緒、とくに幸福感や充実感との関連が深いことから**「幸せホルモン」ともいわれるセロトニンの9割は、腸でつくられています。**元々、腸のぜん動運動を促進させる役割があるホルモンのため、**便秘の症状が強い人は、セロトニンの分泌が少なく、うつ傾向になることが多い**とされています。

また、うつ病患者の便を調べたところ、健常者と比較し、乳酸菌の数が少なかったそうです。そして、うつ病患者に乳酸菌を与えたところ、うつ傾向が減少したという報告もあります。

さらに、うつ病の場合、**IBS（P38）やリーキーガット（P40）の症状を併発**していることが多く見られます。これは、腸から血流に漏れ出した、なんらかの毒素が脳に影響していると考えられています。

このほか、**認知症や自閉症、パーキンソン病などにも腸が影響**しています。大腸のなかに「αシヌクレイン」というたんぱく質が過剰発生し、それが迷走神経を通じて脳に蓄積すると、パーキンソン病の原因になることが明らかになっています。

うつ病のカギを握るのは「腸内細菌」!?

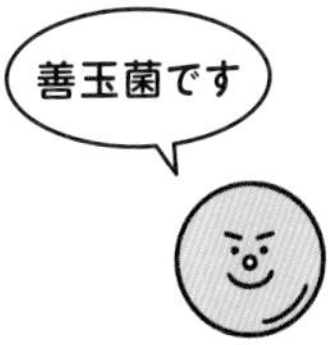
善玉菌です

乳酸菌とは？

ビフィズス菌やラクトバチルスなど、糖を分解して乳酸を生成する善玉菌の代表格。菌の種類によって、さまざまな整腸作用を持っています。

うつ病患者の腸内細菌は？

健常者と比べて乳酸菌が少ない！

ある研究では、健常者とうつ病患者の便を解析したところ、うつ病患者の乳酸菌の数が健常者よりも少ないという結果が。

乳酸菌を摂取したらうつ傾向が低下

うつ病患者に乳酸菌が入ったカプセルを投与し、8週間後のうつ症状を調査。偽薬を投与した比較グループより、乳酸菌を摂取したほうがうつ傾向が低下したそう。

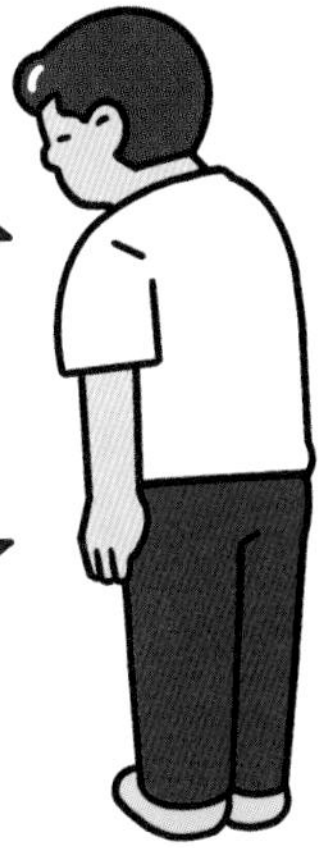

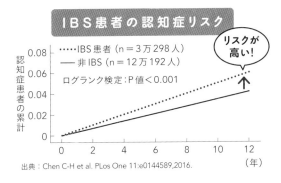

多くは過敏性腸症候群を併発！

上記と同じグループをさらに調査すると、健常者とうつ病患者では、過敏性腸症候群（IBS）を併発している率がうつ病患者のほうが高かったそう。

リーキーガットによる毒素が脳に影響！

リーキーガットの症状が出ると、腸からあらゆる物質が血流に漏れ出します。腸内細菌由来の毒素が、脳に伝わり悪影響を及ぼすことも。

※ただし、SIBOの人は要注意
乳酸菌とうつの関係は、まだ研究途上。また、SIBOの場合はヨーグルトなどを食べると腸の症状やD-乳酸アシドーシス（乳酸菌がつくり出す乳酸のせいで、頭がぼうっとするブレイン・フォグやろれつ緩慢などを起こす病気）が悪化するため、注意が必要です。

出典：腸内細菌学雑誌 32：7-13、2018 “Depressive Disorder, Autistic Spectrum Disorder and Gut Microbiota” Hiroshi Kunugi

腸は認知症やパーキンソン病、自閉症にも影響！

IBS患者の認知症リスク

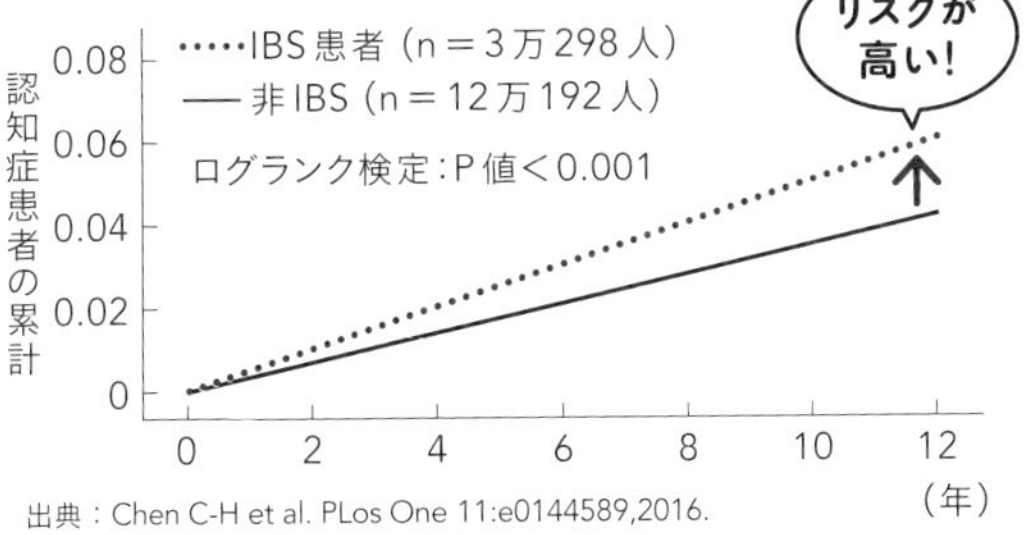
リスクが高い！
……IBS患者（n＝3万298人）
── 非IBS（n＝12万192人）
ログランク検定：P値＜0.001
認知症患者の累計
0.08
0.06
0.04
0.02
0
0
2
4
6
8
10
12
（年）

出典：Chen C-H et al. PLos One 11:e0144589,2016.

大腸内に「αシヌクレイン」というたんぱく質が過剰発生し、それが迷走神経を通じて脳に蓄積されると、パーキンソン病を招きます。また、認知症や自閉症の患者には便秘が多く、脳腸の関連性も原因のひとつと考えられます。

不調と腸

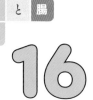

16 脳腸の負の連鎖！放っておくと大きな病気にも!?

腸は、あらゆる臓器と連携をとりながら体調のバランスを保っています。そのため、腸の不調や腸内環境が悪化した状態を放置してしまうと、**体内のさまざまな臓器や血管に悪影響が及び、思わぬ病気を引き起こす**恐れがあるのです。

たとえば、**アリアケ菌**という悪玉菌は、二次胆汁酸という毒素を生み出しますが、それが肝臓に伝わると**肝臓がんの原因**になります。また、腸内の環境が悪化し、SIBO（P42）の状態になると、あらゆる有害物質が血流に乗って全身に運ばれます。そのうち、**腸内細菌由来の尿毒素が腎臓に送られると、腎不全を引き起こします。**

さらに、本来は歯周病菌である**フソバクテリウム・ヌクレアタム**という細菌が大腸に達し、増殖すると**大腸がんの原因になる**といわれています。また、腸内細菌が生み出す化学物質が、**動脈硬化を招くこ**とも最近の研究で明らかになってきました。

腸内環境の悪化は、女性ホルモンの分泌バランスにも影響し、**子宮頸がんや乳がんといった婦人科系の病気**も引き起こします。また、**ブレイン・フォグ**という頭に霧がかかったようにぼうっとしてしまう症状も、**SIBOが大きく関与**しています。

このように、一見、腸とは無関係に思えるような病気も実は腸の状態と深い関わりがあります。放っておいていいことはないのです。

腸はさまざまな病気も左右する！

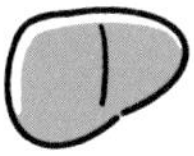

肝臓がん

胆のうから分泌される消化液「胆汁酸」を、アリアケ菌という悪玉菌が「二次胆汁酸」という物質に変化させます。この物質が血流を通じて肝臓に運ばれることで、肝臓がんを引き起こす原因になります。

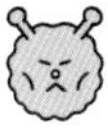

キーポイント
アリアケ菌

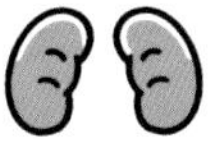

腎不全

腸内環境が悪化し、SIBOの状態になると、増えた腸内細菌が生み出したさまざまな毒素が血流に漏れ出します。このうち「尿毒素」といわれる物質が、腎臓に運ばれることで、腎臓の機能低下が起こります。

システム　キーポイント
腸腎連関

動脈硬化

リーキーガットの状態になると、腸内細菌由来のあらゆる毒素が血流に漏れ出してしまいます。なかには、血管を炎症させたり、血管の壁を傷つけたりする物質があり、血管への負担が増すことで動脈硬化などの原因になります。

システム　キーポイント
腸血管相関

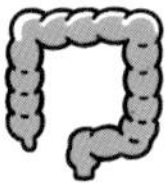

大腸がん

本来は、歯周病菌である「フソバクテリウム・ヌクレアタム」という細菌が、腸管内に入り込みます。腸内環境が悪化してくると、この細菌が増殖し、やがて大腸がんを引き起こす原因になるとされています。

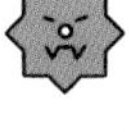

キーポイント
フソバクテリウム・ヌクレアタム

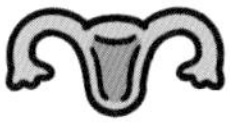

乳がん・子宮頸がん

女性ホルモン「エストロゲン」を分解する役目の腸内細菌も存在します。しかし、腸内環境の悪化で、分解の働きが低下すると、エストロゲンが過剰に増加。エストロゲンは発がんのスイッチにもなるため、婦人科系のがんの危険性が高まります。

女性ホルモン　キーポイント
エストロゲン

ブレイン・フォグ

頭に霧がかかったようにぼうっとしてしまう症状をブレイン・フォグといいます。小腸内に細菌が大増殖するSIBOになると、リーキーガットを併発して、腸からLPSという毒素が漏れ出します。これらが脳に影響を与え、ブレイン・フォグの原因に。

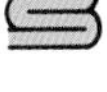

キーポイント
SIBO

COLUMN

SIBOの疑いがあるときは、FODMAPに要注意！

小腸内で細菌が大増殖するSIBO（P42）になると、ヨーグルトやりんごといった整腸食が逆に仇となります。それには、FODMAP（P29・P74）という糖質が含まれる食品に関係します。FODMAPは、小腸に吸収されにくい食品。そのため、小腸内にFODMAPが長く停滞することになり、その影響で腸管内の糖濃度が上昇します。小腸は、それを薄めるために血管から多くの水分を小腸内に引き込み、この現象によって下痢や腹痛が引き起こされます。

また、FODMAPは小腸や大腸内の細菌にとっては恰好のエサになります。細菌がエサを食べ、それによって水素やメタンといったガスを大量に放出します。ちなみに水素ガスが多いと下痢、メタンガスが多いと便秘になりやすい傾向があります。しかも、メタンガスが多い場合、幸せホルモンといわれる「セロトニン」が減少し、心の状態にも影響すると考えられています。

前述した（P42）ように、小腸内のガスの大量発生が、リーキーガット症候群（P40）を招くので、不調は全身に及びます。もし、病院で検査をしたり、腸を観察してSIBOの疑いがあったりする場合は、高FODMAP食品に注意しましょう。

FODMAPの特徴

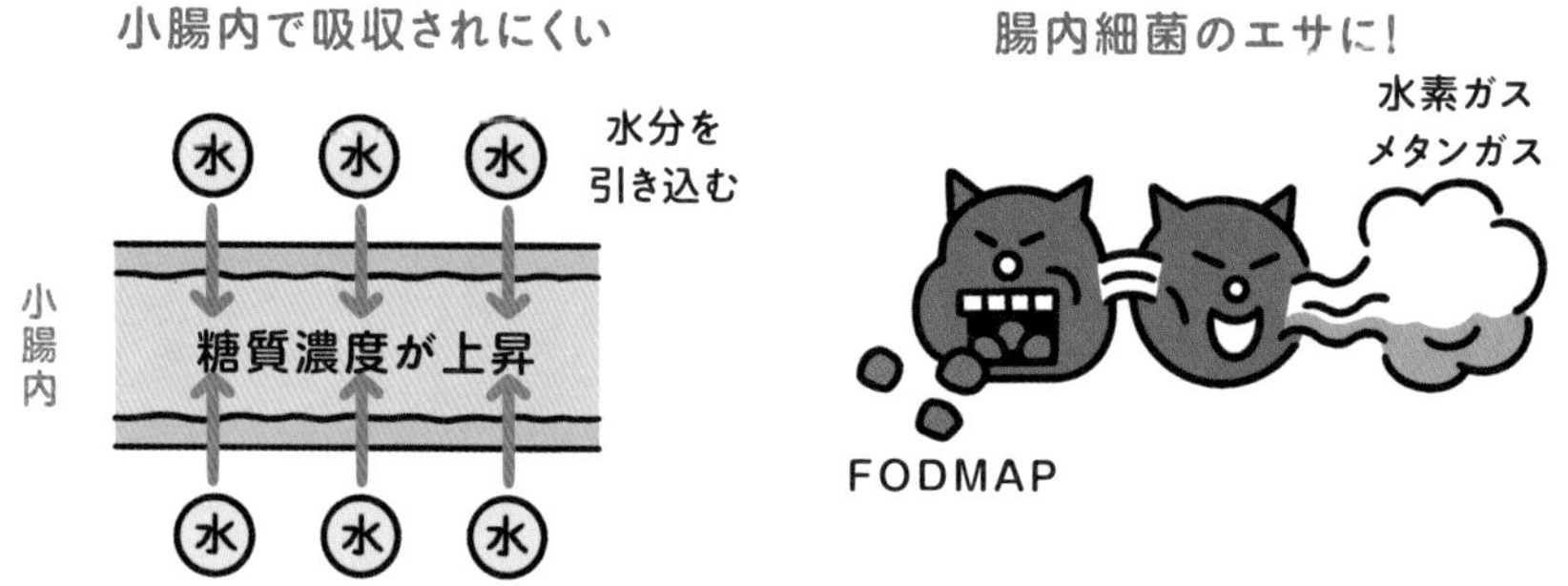
小腸内で吸収されにくい
水
水
水
水分を引き込む
小腸内
糖質濃度が上昇
水
水
水
腸内細菌のエサに！
水素ガス
メタンガス
FODMAP

第2章

日記をつければ、腸は自分で治せる！

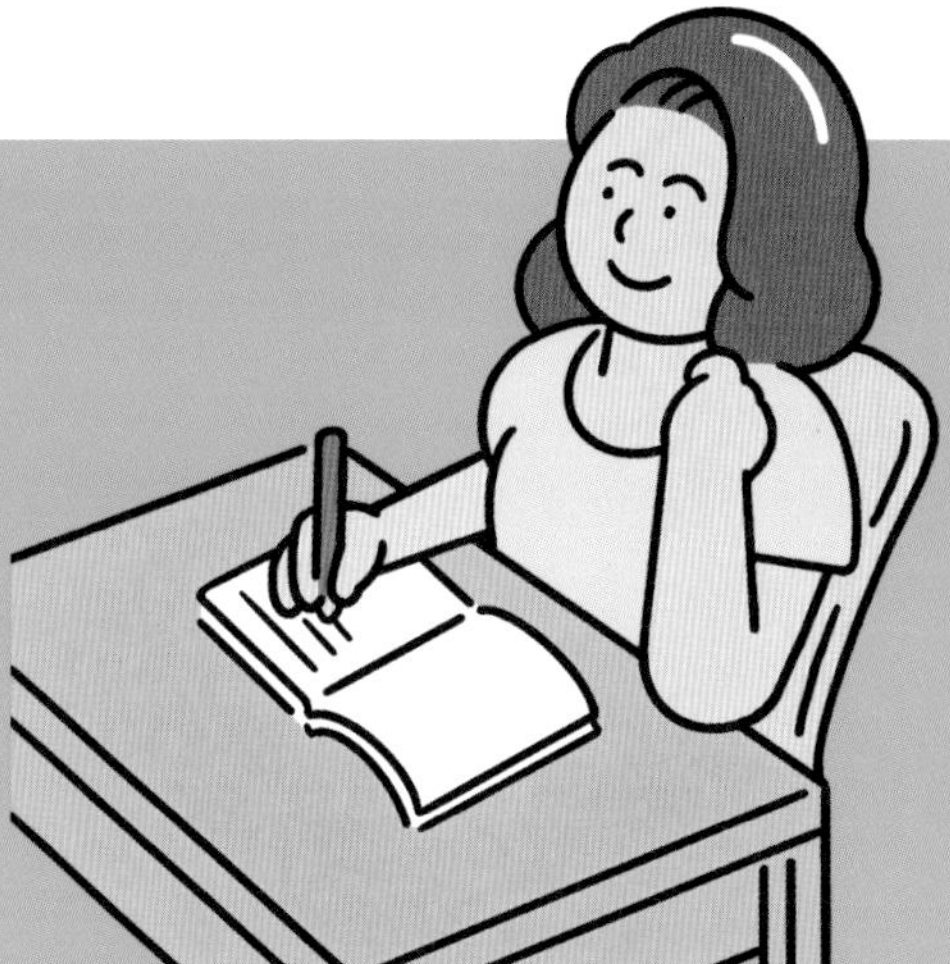

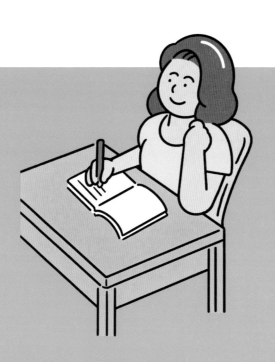

日記と腸

1

自分でできる問題解決の近道「認知行動療法」とは？

日記の話の前に、日記のベースとなる考え方を紹介します。人間は、ストレスがかかると、現実にそぐわない極端な考え方や、判断をしてしまいがちです。それはつまり、**現実のできごとに対して、過剰な不安を抱えてしまっている状態**ともいえます。そして、そのような極端な判断は、意識しなければ気づくことがなく、自動的に浮かんでしまうものです。

精神医療の現場で広く使われている**「認知行動療法」**という心理療法があります。簡単に説明すると、あるできごとが起こったときに、現実に目を向けて、その現実に対する正しい判断を考えながら、極端な思考から抜け出す術を身につけていくもの。**「心のとらえ方＝認知」を少しずつ変えながら、改善に向けた具体的な行動をできることから（ベイビーステップ）進めていく**心理療法です。

たとえば、これをIBSの患者のケースに置き換えてみましょう。数日後に取引先でプレゼンがあり、「プレゼン中にトイレに行きたくなったらどうしよう」と不安になって、急にお腹が痛く下痢してしまった……。このときに現実に目を向け、**どんな考えが腹痛を起こしたのか**を冷静に分析します。「恥ずかしい」「自分は弱い人間だ」といった自動的に浮かぶ考え「自動思考」を明確にし、**極端な思考をバランスのとれた思考に変えていく**ことで、脳腸相関のアンバランスが招く腹痛を取り除いていくのです。

このような方法は、腸の機能性の不調にも効果があることが科学的に証明されています。

お腹の不調を起こしている全体像をつかむことから始まる！

極端な考えが、お腹の不調をつくる！

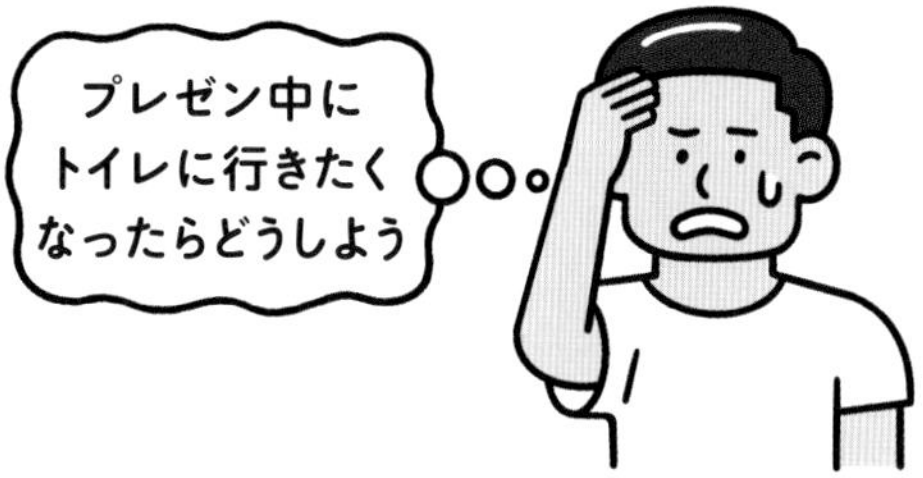
プレゼン中に
トイレに行きたく
なったらどうしよう

自動的にネガティブにとらえてしまう

事実より極端な判断

ストレスがかかった状態だと、自動的に現実に対して極端な考えが浮かんでしまいます。このとき、自分がなぜ不安になっているのかも自覚できていない状態になっています。

問題発生時に立ち止まって考えるのが認知行動療法の基本！

STEP 1

心とカラダの問題に気づく

腹痛、下痢、お腹の張りが起きたとき、そのままなんとなく流すのではなく、まずはその変化に目を向けて気づくことが大切。

STEP 2

立ち止まってセルフモニタリングをする

お腹のトラブルが起こったとき、自分がどういう状況にあるのか、立ち止まってそのときの感情やカラダの反応に目を向ける。

STEP 3

そのとき浮かんだ考えに目を向ける

これが認知！

起きたできごとに対し、そのときとっさに浮かんだ考えに目を向け、自分がどのように感じ、イメージしたのかを冷静にとらえる。

STEP 4

認知（考え方）を整えて行動する

自分の思考パターンに気づき、その思考を変え、リラクゼーション法をしながら、問題を解決していく。

認知行動療法の基本は、現実に目を向け、そのとき自分がなにを考えたのかを把握することから始めます。お腹の不調を起こしている全体像をつかむため、P92のシートを使って整理してみましょう。

腸と日記 2

認知行動療法は実際に腸の改善に効果！

過敏性腸症候群（IBS）を抱えている人は、**自分に対して厳しい、完璧主義的な思考傾向が多く見られます。**きちんとできない自分を責めてしまい、余計にストレスを抱えてしまうのです。

そうなると、脳内のストレスホルモンCRH（P22）がたくさん放出されることになり、ますます不調の症状が強くなってしまいます。

このような極端な考え方に陥ってしまうとき、効果を発揮するのが認知行動療法です。あるできごとが起こり、それに対して極端な考えが浮かんだときに、**立ち止まって現実に目を向ける。**このプロセスを踏むだけで、**心と腸を傷つける悪循環に歯止めをかける**ことができます。

また、無意識にネガティブな考えにはまり込んでしまうようなとき、**左手を見ながら「立ち止まる」プロセスを思い出す**こともおすすめです。

左の下段の図は、**5本の指に認知行動療法の基本的なプロセスを語呂合わせ**したもの。親指が「考え（親ゆずりの思考）」、人差し指が「根拠（人を責める理由）」、中指が「中庸（バランス）」、薬指が「処方」、小指が「ベイビーステップ」の改善策を表します。

他人や自分を責めてしまうようなネガティブ思考に陥ったら、左手のモデルを見て、認知行動療法の基本的なステップを踏んでみるとよいでしょう。

過敏性腸症候群の人は自分に厳しい傾向が！

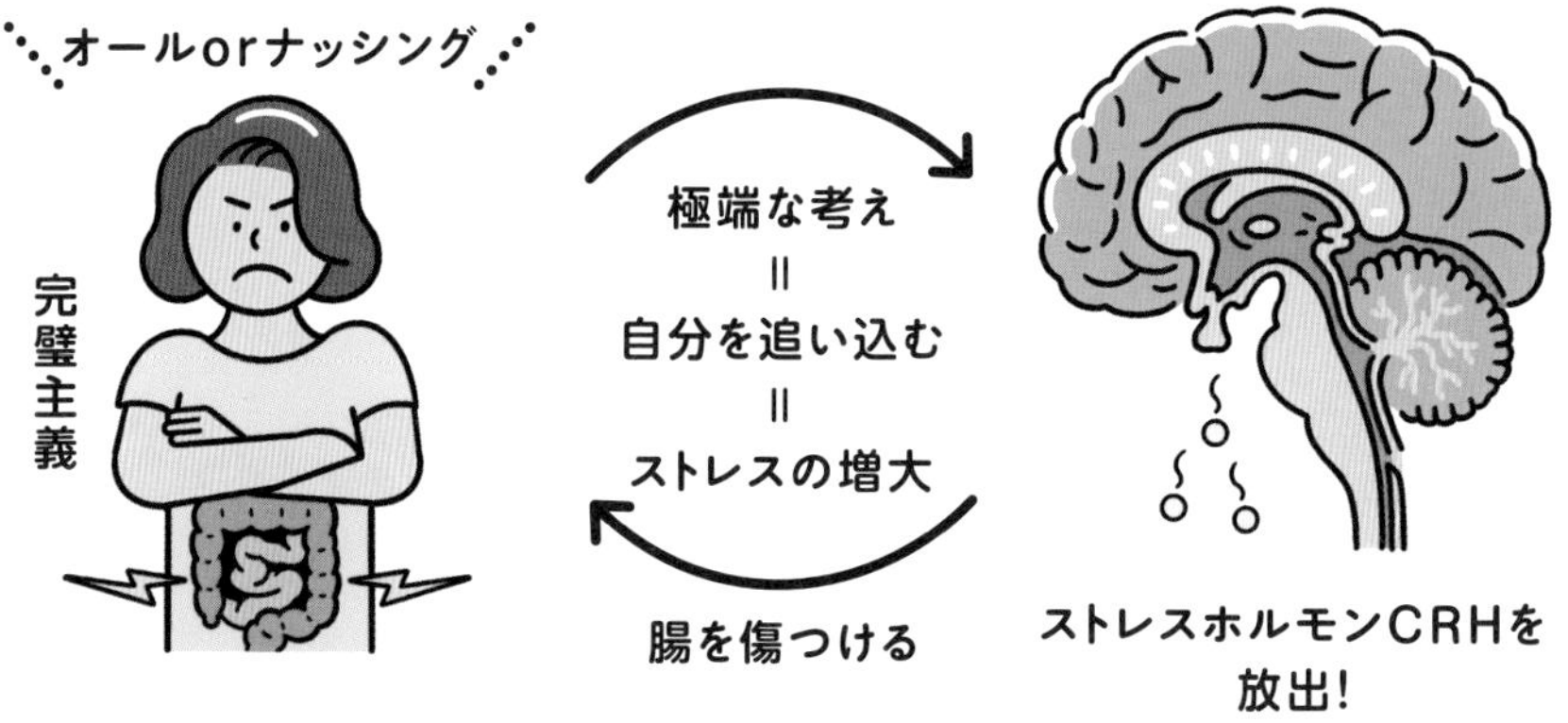
オールorナッシング
完璧主義
極端な考え
＝
自分を追い込む
＝
ストレスの増大
腸を傷つける
ストレスホルモンCRHを
放出！

この悪循環に歯止めをかけるのが認知行動療法

できごとに対して極端な考えが浮かぶ傾向が強くなると、それだけストレスが高まり、ますます腸を傷つけてしまう悪循環に。このようなときに、認知行動療法のプロセスで立ち止まって考えると、悪循環から抜け出すきっかけに！

ネガティブな思考に流されそうなときは左手を見る！

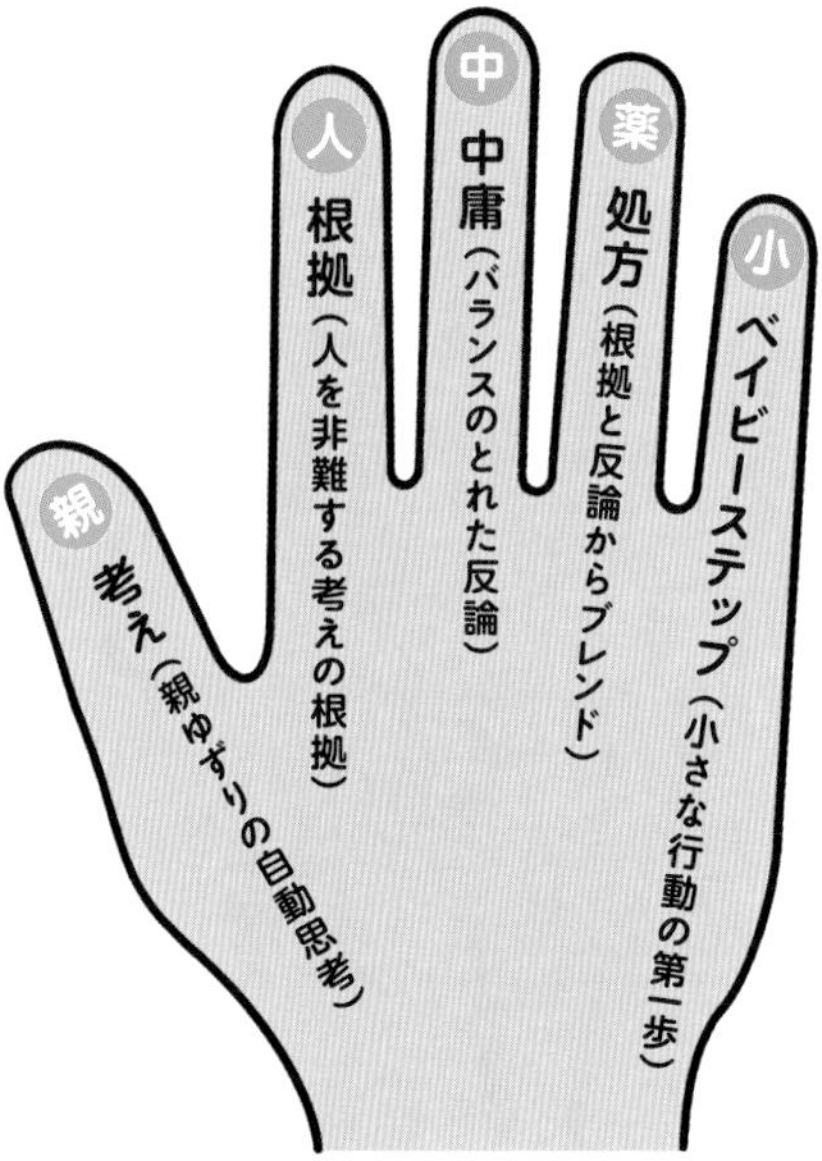
親
考え（親ゆずりの自動思考）
人
根拠（人を非難する考えの根拠）
中
中庸（バランスのとれた反論）
薬
処方（根拠と反論からブレンド）
小
ベイビーステップ（小さな行動の第一歩）

親指
考え（親ゆずりの自動思考）
元々の性格に由来するとっさの考え。

人差し指
根拠（人を非難する考えの根拠）
その考えを裏づける事実（根拠）はなにか挙げてみよう。

中指
中庸（バランスのとれた反論）
とっさに浮かんだ考え（自動思考）に対する反論（別の解釈）を挙げてみよう。

薬指
処方（根拠と反論からブレンド）
根拠と反論をブレンドして建設的な考えをつくってみよう。

小指
ベイビーステップ（小さな行動）
その結果に対し、できる範囲で第一歩を踏み出す。

無意識にネガティブ思考の渦に巻き込まれたとき、左手を見るクセをつけて、認知行動療法のプロセスを思い出し、立ち止まって考えるきっかけにしましょう。

3 日記を書くことで腸の悩みから解放される!?

腸の不調に有効な認知行動療法ですが、では、実際にどのように実践すればよいのでしょうか?

それは、**「日記」をつける**こと。実際の認知行動療法の治療でも、**起こったできごと、それに対して浮かんだ考えなどを記録する**ノートを使用しています。患者さんに日記を書いてもらい、問題解決の糸口を自分で見つけられるようにするのが基本的な治療スタイルなのです。

この方法は、慢性的な腹痛を抱えている患者さんにも使用され、**実際に症状が改善し、日記をつける前と後では、医療機関の利用頻度が50%も減少し**たという研究報告(左ページ上段のグラフを参照)もあります。

日々のできごとや、それに対して浮かんだ考えというものは、なにもしなければ、そのまま流されていくもの。過剰なストレスで正常な判断ができない状態では、それを客観的に自分で気づくのは困難といえます。しかも、お腹に不調を抱える患者さんは、自分自身の感情に気づきづらい性質(失感情症)を持っています。このようなとき、**日記を書けば、自分の心の状態を振り返り、自分で気づくことができます。**それだけでも大きな前進です。

また、日記には、腸の不調だけでなく、さまざまな健康効果があるとされています。**ウイルスに対する免疫力の向上、高血圧や慢性痛の軽減、睡眠の質の向上**など、多くの研究成果が報告されています。

日記による認知行動療法の効果！

慢性腹痛に対する日記の効果

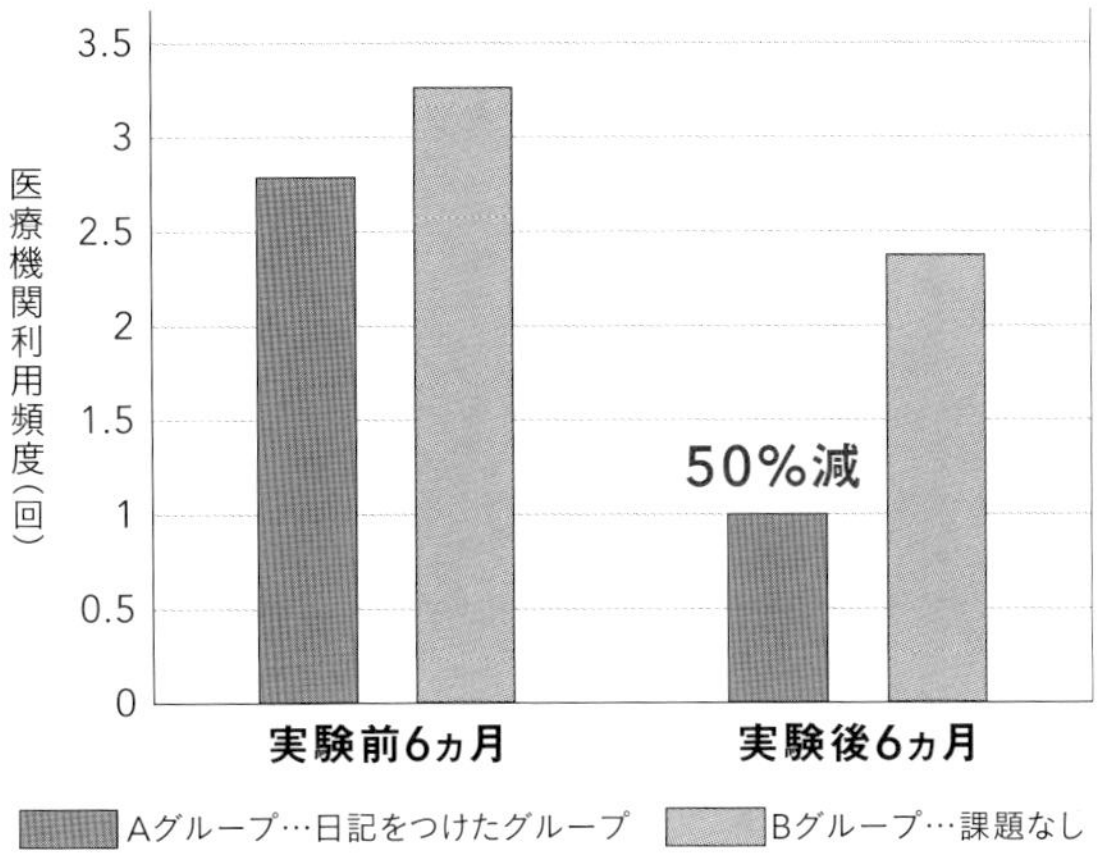
3.5
3
2.5
2
1.5
1
0.5
0
医療機関利用頻度（回）
50%減
実験前6ヵ月
実験後6ヵ月
Aグループ…日記をつけたグループ
Bグループ…課題なし

出典：Wallander, J. L., A. Mandan-Swain, et al.(2011). “A Randomised Controlled Trial of Written Self-Disclosure for Functional Recurrent Abdominal Pain in Youth”Psychology & health 26 (4) :433-447

日記をつけると医療機関の利用頻度が減少

アメリカの研究チームが行った実験。日常に支障をきたすような慢性腹痛を抱える10代の女性79人が対象。３ヵ月間日記をつけるグループとつけないグループの半数ずつに分け、６ヵ月間の追跡調査を実施。日記をつけたグループは、症状が軽減し、医療機関の利用頻度が50%まで減少しました。

日記を書くことで心と腸の状態に気づく！

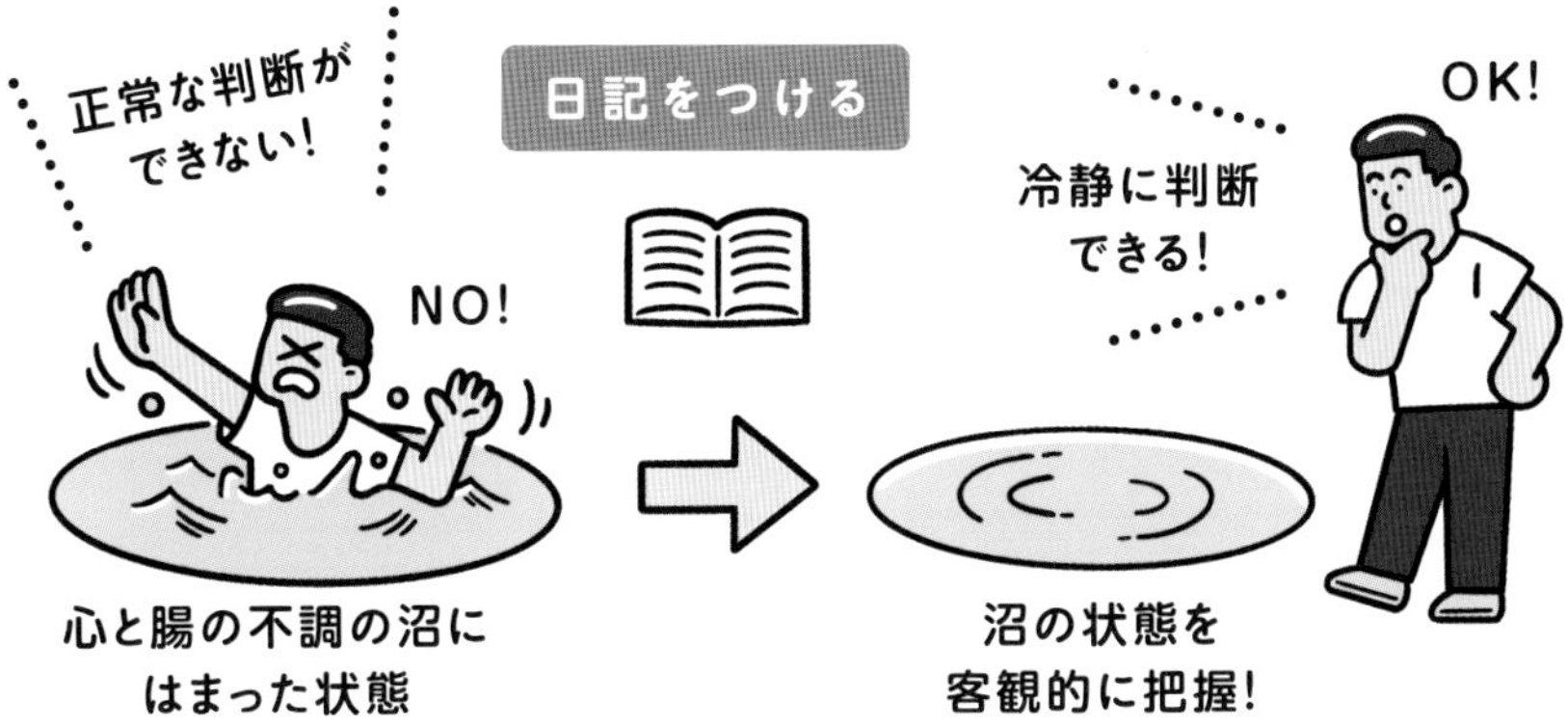
正常な判断ができない！
NO!
心と腸の不調の沼にはまった状態
日記をつける
OK!
冷静に判断できる！
沼の状態を客観的に把握！

過剰なストレスによって正常な判断ができない状況では、自分の状態を客観的に見ることが困難。そのようなときに、日記をつけることで状況を整理し、一歩引いたところから冷静に考えることができます。

4 「腸日記」って、どんなことを書くの？

機能性の腸の不調に対し、認知行動療法と日記を書くことは、とても有効であることはすでに述べました。では、本書で紹介する**「腸日記」**では、具体的にどのようなことを書くのでしょう？

基本は、日常で起こる**印象に残った「できごと」**を記録し、それに対し、**とっさに浮かんだ「考え」**を記録します。これにより、自分の思考のクセ、認知行動療法における**「認知」を客観的に把握**し、冷静に問題に対処できるようになっていきます。

そして、「腸日記」の特徴は、**お通じや食事を記録する**ことです。

日々暮らしているだけだと、どのような食事を食べると、自分のお腹の調子にどう影響するのか、ということは曖昧になっています。これを日記に記録すれば、**自分がなにを食べ、どのようなときに不調になるのかが明確になります。**

このように、腸日記をつけることで、自分の生活において、腸に影響を与える心の動き、食生活、習慣など、モヤモヤとした状態だった問題点が、霧が晴れていくように明らかになります。すると、**具体的な改善への道が開け、ストレスが軽減し、腸の調子も少しずつ快方へ向かっていく**のです。

つまり、本当に効果のある「真の腸活」は、「腸日記」をつけて心（考え方）を整えることから始まるのです。

起こったできごとに対してなにを考えたか？

普段は無自覚なとっさの考え。自分ではちょっとしたできごとのつもりでも、実はストレスやお腹の不調の原因になっていることも。気になったことは日記に記録し、そのときに浮かんだ考えを言語化して記録しましょう。

浮かんだ考え

＝

たとえばランチのとき……

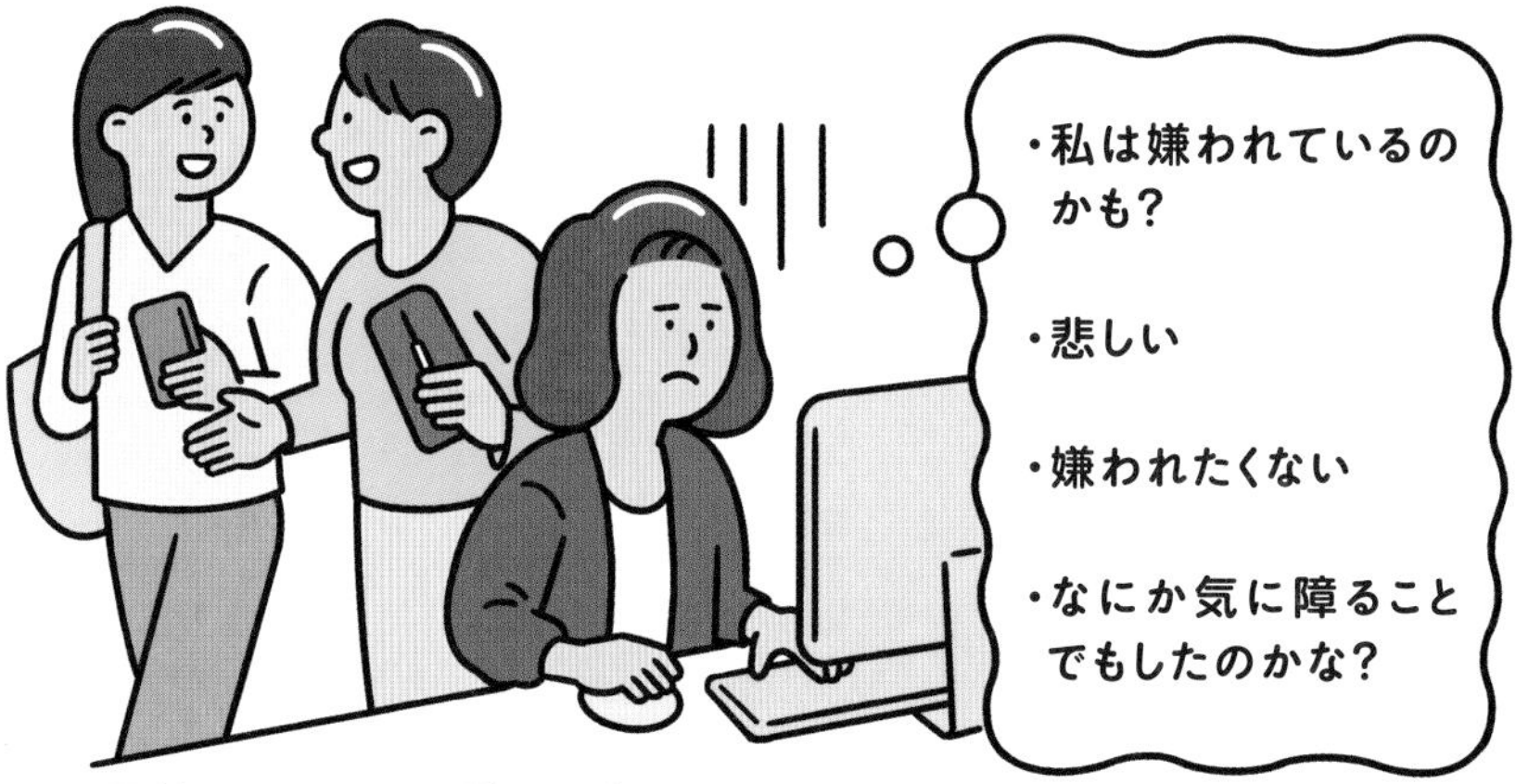
・私は嫌われているのかも？
・悲しい
・嫌われたくない
・なにか気に障ることでもしたのかな？

同僚からランチに誘われなかった

＝

できごと

普段はモヤモヤしたまま流されていくことを日記に書くことで自覚できる ＝ 認知

お通じや食事を記録し、腸の状態を確認！

お通じや食事を記録しておくことで、自分のお腹の調子と食事との関連性に気づくことができます。あとで振り返り、お腹の調子の良し悪しを確認すれば、今後の改善に大いに役立ちます。

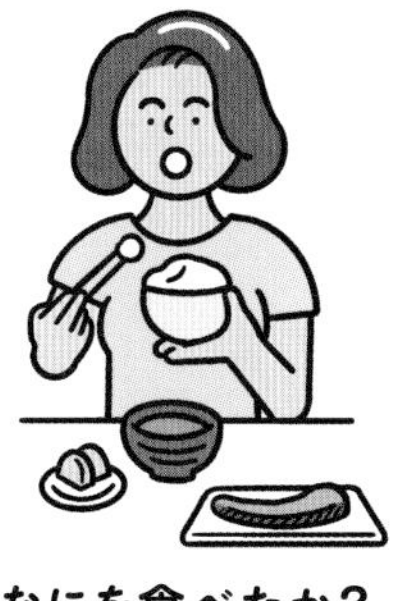

なにを食べたか？

生活の中から問題を洗い出す

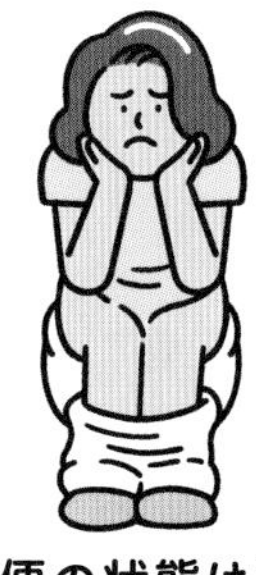

便の状態は？

5 「思考のクセ」が、知らないうちに腸を傷つけている！

過敏性腸症候群（IBS）の人のうち、85％超の人は、なんらかのストレスを抱えているといいます。

やはり、腸の問題が心に大きな影を落とし、痛みや不安といった感覚に過敏になっている状態なのかもしれません。「腸日記」をつけることで明らかになると思いますが、もし、**ネガティブな考えが頻繁に浮かぶ場合、その「思考のクセ」（自動思考）が、あなたの腸を傷つけている**可能性があります。

腸日記はそうした思考のクセに対し、**気づきのきっかけ**になります。

思考のクセがネガティブだったり、極端だったりするときは、少し**心のとらえ方を変える訓練**をしてみましょう。注意してほしいのは、このとき**無理にポジティブになろうとしない**こと。それがさらなるストレスになり、むしろ逆効果です。思考のクセを修正する際に大切なのは、現実と向き合うこと。たとえば、「会社の同僚にランチに誘われなかった」ということがあり、それに対し「私は嫌われている」と思ったとします。でも、これは極端な考え方であり、そこで**冷静にほかの可能性も考えます。**単に「忙しそうだったから」かもしれませんし、「なにも意図はない」かもしれません。そこから、**自分が期待する現実**、この場合は「仲よくしたい」だとすれば、「笑顔で挨拶」など、それに向けた**小さな行動**を導き出していくのです。

「思考のクセ＝自動思考」を分析する

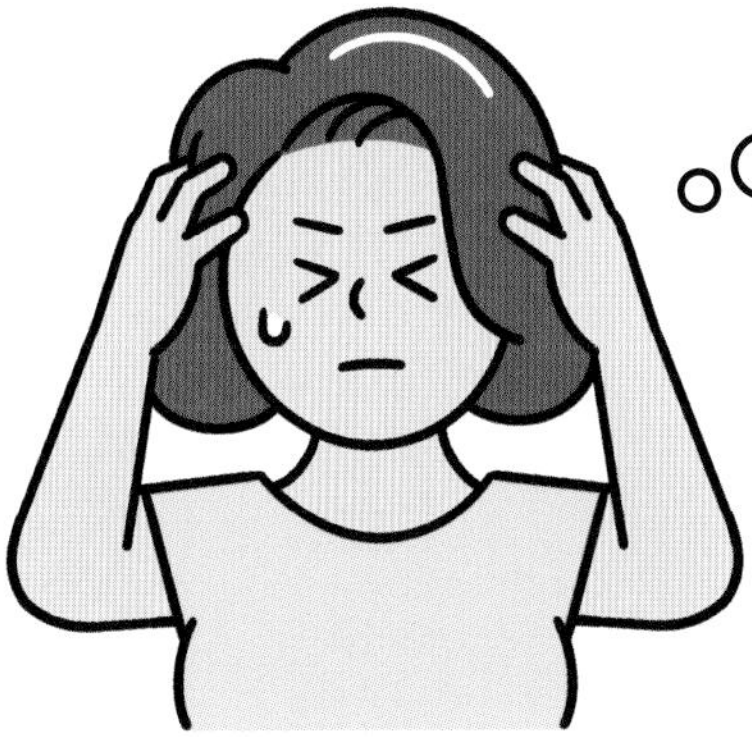

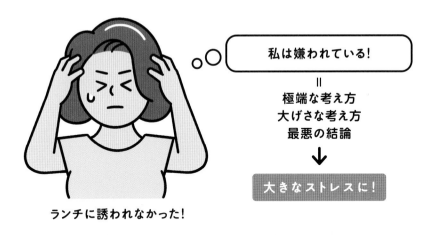

私は嫌われている！

＝

極端な考え方
大げさな考え方
最悪の結論

↓

大きなストレスに！

ランチに誘われなかった！

このような、とっさの考えが「思考のクセ」

ほかの可能性を考え、バランスのとれた考え方に！

できごと
ランチに誘われない

- 可能性1　本当に嫌われている
- 可能性2　気を遣われただけ
- 可能性3　なにも意図はない
- ※できるだけ多くの可能性を挙げる

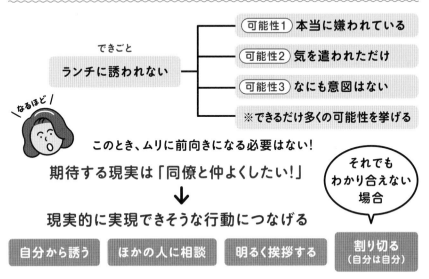

このとき、ムリに前向きになる必要はない！

期待する現実は「同僚と仲よくしたい！」

↓

現実的に実現できそうな行動につなげる

それでもわかり合えない場合

- 自分から誘う
- ほかの人に相談
- 明るく挨拶する
- 割り切る（自分は自分）

現実を極端にとらえてしまう「思考のクセ」に対しては、現実と向き合い、冷静に分析することが大切。ほかの可能性を考え、自分が期待する現実に向けた小さな行動につなげていきます。それが腸の不調改善にもつながっていくのです。

腸と日記

6 自分で腸を守る！「思考のクセ」を変える方法

これまで解説してきたように、極端な考えにハマってしまう「思考のクセ」は、腸の状態をさらに悪化させてしまう可能性が高くなります。そのため、腸日記によって、自分の考えにネガティブな傾向が見えた場合は、少しずつ思考のクセを修正することが大切です。

とはいえ、自力で修正するのは難しいという方々のために、**極端な考えにハマりそうなときの手助けとなるコツ**をいくつか紹介します。

まずは客観的に自分を観察するために、**「自分を天井から見下ろす」**イメージを持つこと。これだけでも立ち止まって考えるきっかけになります。また、「自分は70点でも十分」という**「7割思考」**や、他人の感情のような**「自分でコントロールできないものを見極める」**という、ある程度の楽観思考も自分を極端に追い込まないためのコツです。

できごとに対する視野を広げるなら、**「親しい友人や先輩と自分の立場を置き換えて考える」**ことや、必ず3パターンの見方を考える**「別の見方を考える」**方法も効果的です。

どうしても不安で頭がいっぱいになってしまうときは、**「今だけに集中」**し、公園で日向ぼっこをしながら、風や太陽の気持ちよさだけを感じるなどもおすすめ。このようなことを続けていくと、少しずつ思考のクセから解放されていきます。

「思考のクセ」を変える手助けになるコツ

ふと浮かんでしまう極端な思考のクセ。修正したくてもうまくいかないときは、下記の方法から選んで試してみましょう。自分に合うようにアレンジしてみるのもおすすめです！

7割思考になる

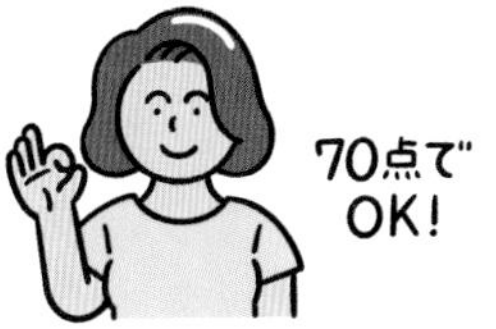
70点で
OK!

極端に自分を追い込まず、少しぐらいできなくてもいいと考えること。100点満点の完璧さを求めるのではなく、70点くらいがちょうどいいという気持ちで自分をやさしく評価してみましょう。

自分を天井から見下ろす

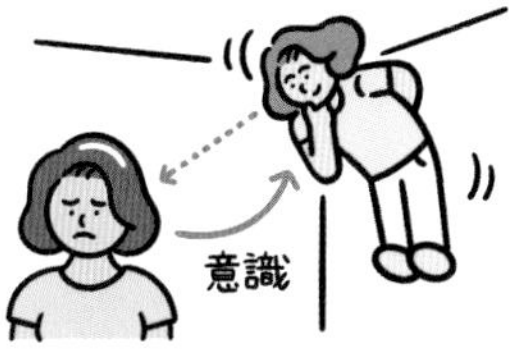
意識

不安でいっぱいになったとき、自分の意識を天井に置いて、そこから自分を見下ろすイメージを持ちます。自分を俯瞰して見るイメージだけですが、自分の状態を客観的に見つめるきっかけになります。

自分の立場を置き換える

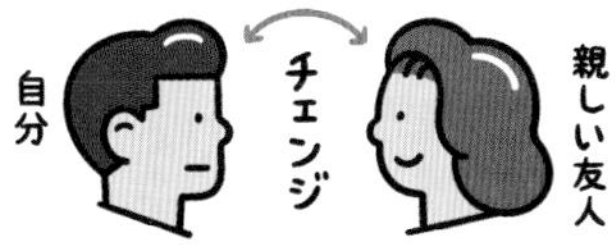
自分
チェンジ
親しい友人

自分が悩んでいるとき、それが友人だったらどんな言葉をかけてあげますか？ 愛する先輩だったら自分はどんな言葉をかけてあげるか想像してみましょう。

コントロールの可不可を見極める

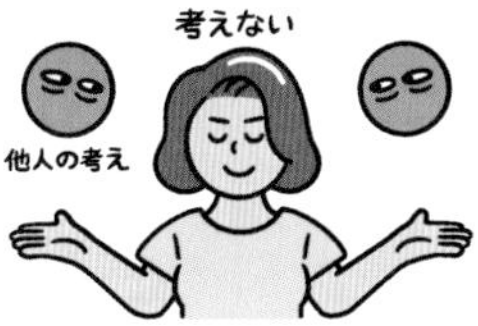
考えない
他人の考え

他人の思考などは、自分がいくら考えてもコントロールできません。そうした自分の努力ではどうにもならないことを見極め、考えても仕方のないことは思考から切り離してしまいましょう。

今だけに集中する

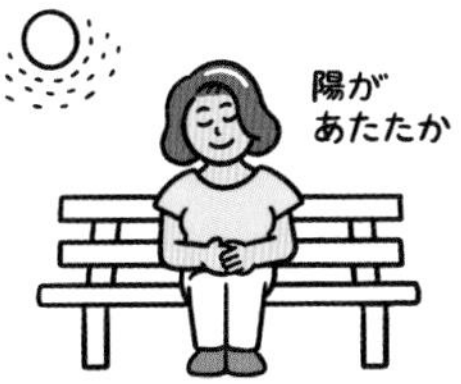
陽が
あたたか

起きてしまった過去のできごとで頭がいっぱいになると、ストレスは溜まる一方。気分転換のために、今の感覚に集中する時間をつくります。風の爽やかさ、陽の光など、今感じる感覚だけに意識を向けてみましょう。

別の見方を考える

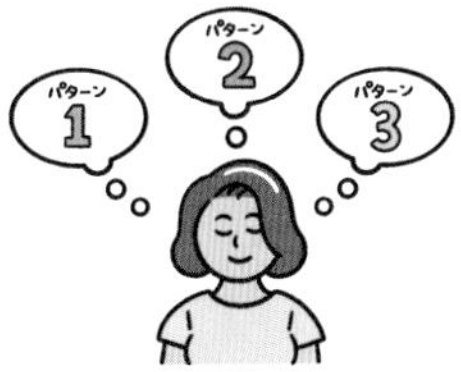
パターン
1
パターン
2
パターン
3

極端な考えに陥っているときは、思考の幅が狭くなりがち。ふと浮かんだ考えに対し、常に別角度から見たパターンを3つ考えるといった決まりをつくり、視野を広げるクセをつけておくのもおすすめです。

腸と日記

7

腸内環境は人それぞれ！「腸活」はいろいろ試すことが大事

最近は、腸活ブームということもあり、世間では腸によいとされる、さまざまな情報が飛び交っています。これらの情報を受けとった皆さんも、腸のためによい食生活や習慣などを心がけているのではないでしょうか？

ところが、**腸活に「絶対に効く」という方法は存在しません。**このようにいうと、驚かれるかもしれませんが、これにはきちんとした理由があります。

皆さんの**腸内環境は誰ひとりとして同じではありません。**腸の健康状態は、IBSの症状の度合いひとつとっても人それぞれに違います。SIBOの症状やリーキーガットを起こしているかもしれません。前述したように、ヨーグルトや食物繊維が逆効果になることもあります。

また、お腹にいる腸内細菌の種類も人によって違います。親から感染した細菌もいれば、生活習慣や食生活の影響で腸内細菌の割合も変化しています。運動が好きな人、家でゴロゴロするのが好きな人、趣味や嗜好が異なれば、腸内環境も変わります。このほかにも、年齢や性別の違いもあるでしょう。

このように、**腸内環境は人によって指紋と同じくらいバラバラ。**つまり、**すべての人に効く腸活の方法は存在しない**ということです。そのため、腸活の方法はいろいろ試し、**自分の腸に合った方法を自分で確かめる**のが、正しいアプローチといえるでしょう。

人によって腸活の効果は違う!

私たちの腸内環境は、誰ひとりとして同じではありません。つまり、すべての人に絶対効くような腸活の方法は存在しないということ。いろいろ試してみて、自分の腸に合う方法を見つけることが大切です。

腸の健康状態が違う!

ヨーグルトを食べたら……

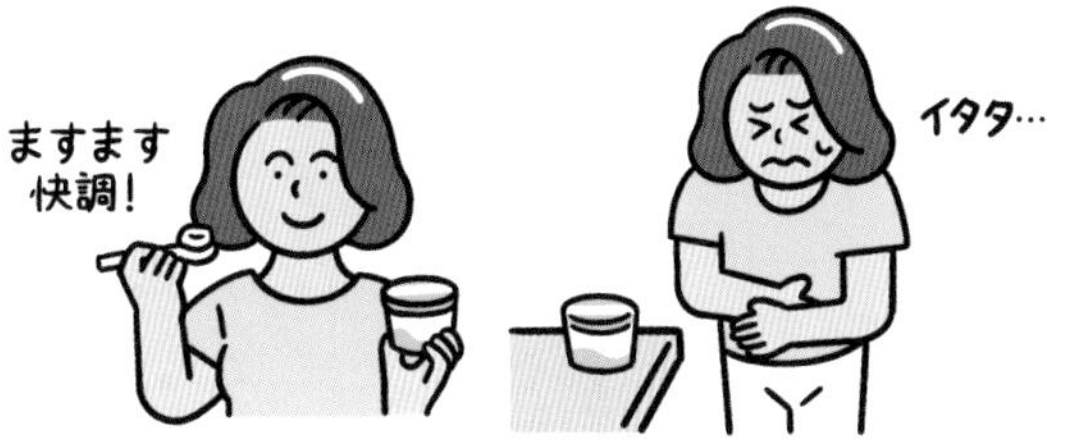
ますます
快調!
イタタ…

健康な腸の人　SIBOの人

健康状態が良好な腸の人にとっては、ヨーグルトや発酵食品などは最高の腸活食品です。しかし、IBSやSIBO、リーキーガットのように不調を抱える腸にとっては、逆効果になる場合も。

腸内細菌が違う!

親から感染した細菌、現在の家族から感染した細菌、食生活の傾向や年齢、性別など、暮らしている環境が異なれば、腸内細菌の種類や割合も異なります。腸内細菌が違うなら、効果のある腸活も異なるということです。

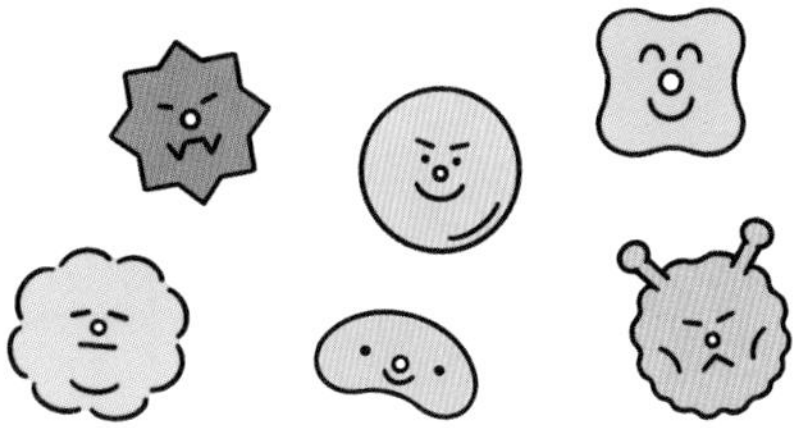

細菌の割合によって反応に違いが!

生活習慣が違う!

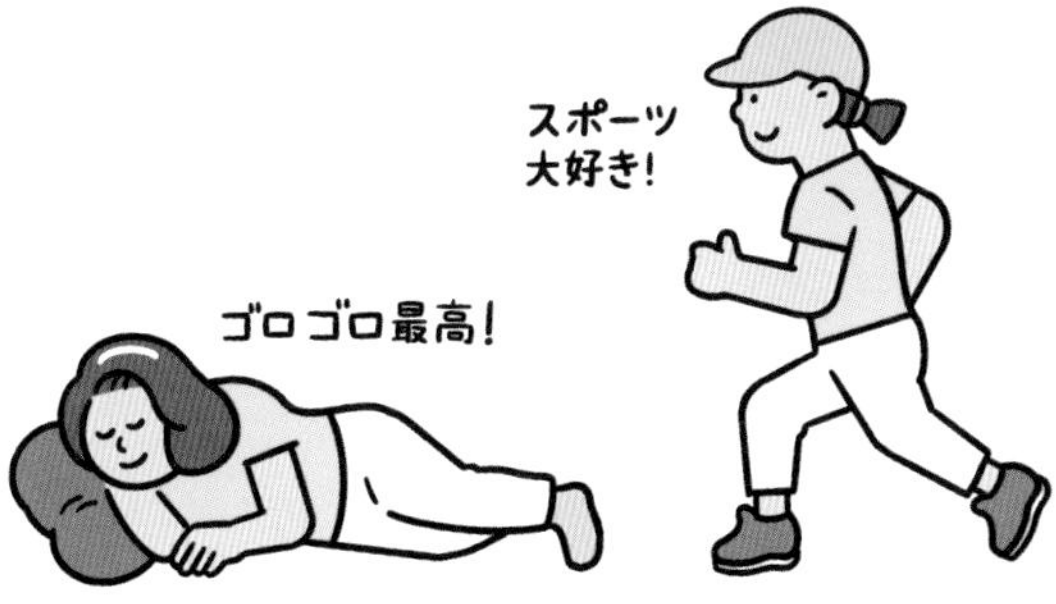
スポーツ
大好き!
ゴロゴロ最高!

生活によって体質も変わる!

普段から運動する習慣があったり、インドアが好きだったり、人の習慣や趣味嗜好はさまざまです。たとえ同じ家族であっても、習慣が異なれば腸内環境にも違いが生じます。腸内環境と腸活の効果の違いはイコールなのです。

あなたに
合う腸活は？

リラックス・食生活・習慣・
運動・マッサージ

腸を整える「31の腸活」

腸内環境は十人十色。そのため、自分の腸に合う腸活は、試してみないとわかりません。そこで、総数31種類の腸活を「リラックス編」「食生活編」「習慣編」「運動編」「マッサージ編」という5つのカテゴリーに分けて紹介。自分の腸に効果のある腸活を見つけましょう!

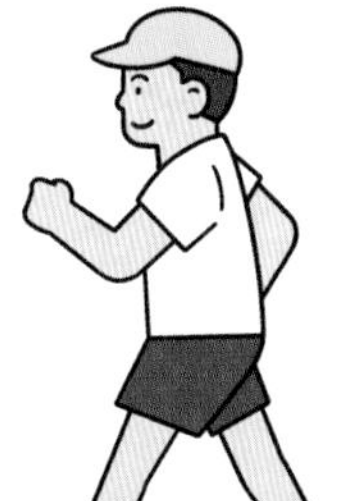

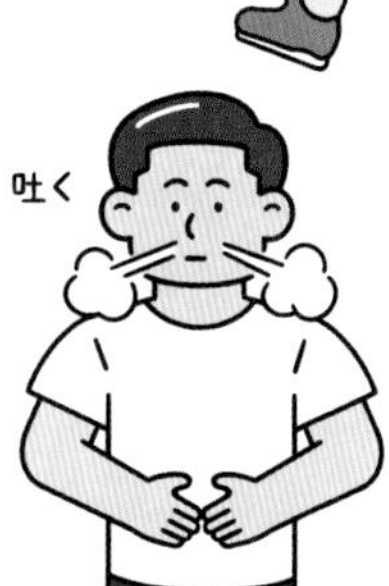

リラックス編…1

31の腸活

自律訓練法

カラダの感覚に集中することで、心身をリラックスさせる方法。脳の興奮が鎮まり、自律神経の副交感神経が優位になるため、腸の働きが活性化します。また、副交感神経が優位になることで、睡眠の質や免疫力の向上にも効果があります。

1 イスに座って深呼吸

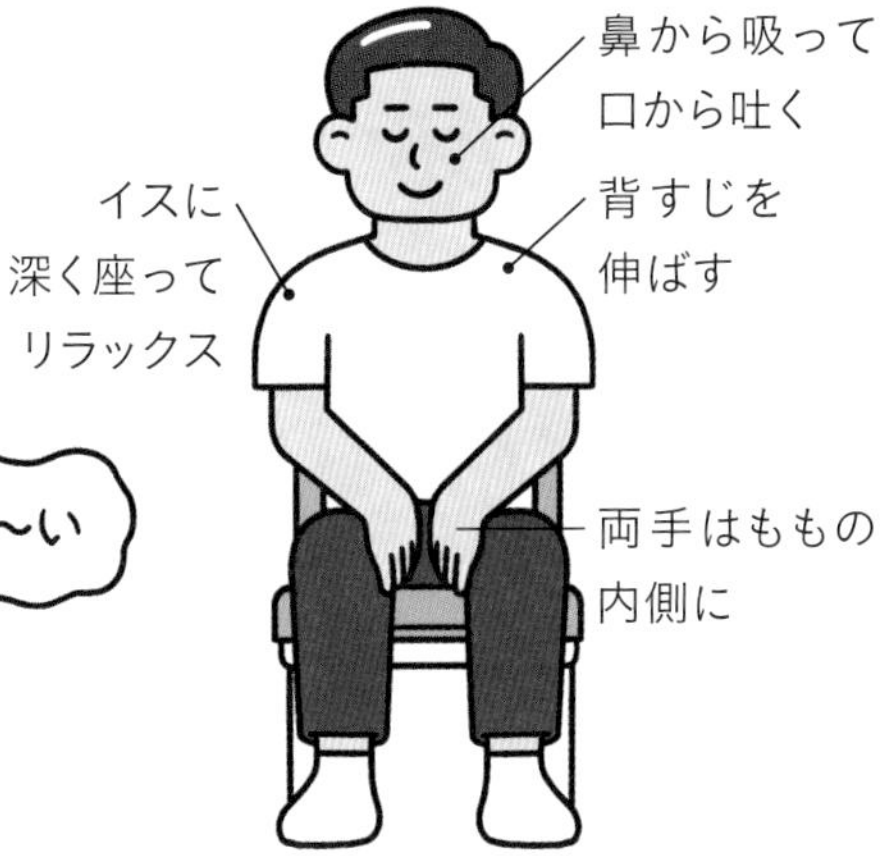
鼻から吸って
口から吐く
イスに
深く座って
リラックス
背すじを
伸ばす
両手はももの
内側に

2 手足の重さを感じる

1 利き手
2 反対の手
3 両足
1～3の順に意識を向け、息を吐きながら「重た～い」とささやく

重た～い

温か～い

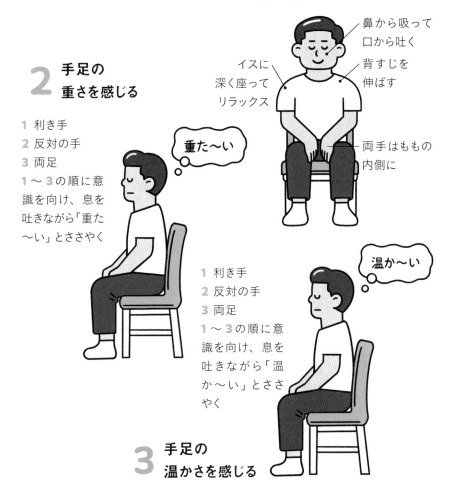

1 利き手
2 反対の手
3 両足
1～3の順に意識を向け、息を吐きながら「温か～い」とささやく

3 手足の温かさを感じる

31の腸活

リラックス編…2

漸進的筋弛緩法

それぞれの筋肉を、順番に力を入れてから抜くことで、筋肉の緊張をほぐすリラックス法。筋肉の緊張をほぐすことは、整腸に効果があると、科学的にも立証されています。力を入れるプロセスによって、効果的に筋肉をゆるめることができます。

1 顔を中心に集めるように力を入れる

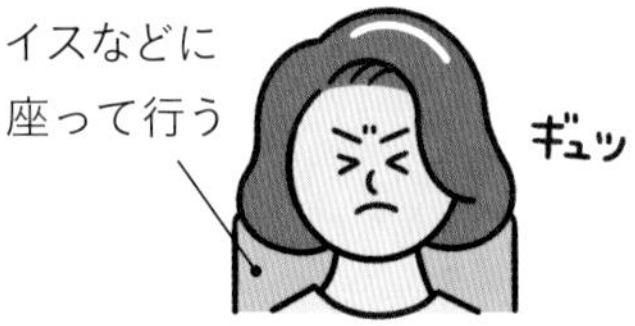
イスなどに座って行う
ギュッ

20秒たったら力を抜く

2 ひじを曲げて手とひじに力を入れる

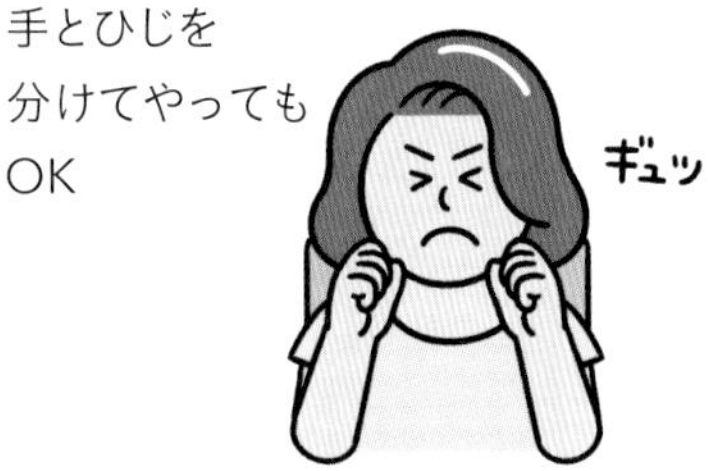
手とひじを分けてやってもOK
ギュッ

20秒たったら力を抜く

3 肩を上げて力を入れる

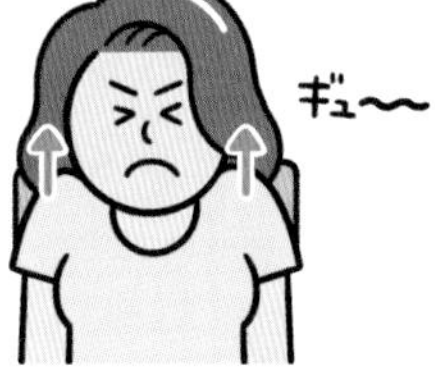
ギュ〜〜

20秒たったら力を抜く

4 ひざと足裏を曲げて力を入れる

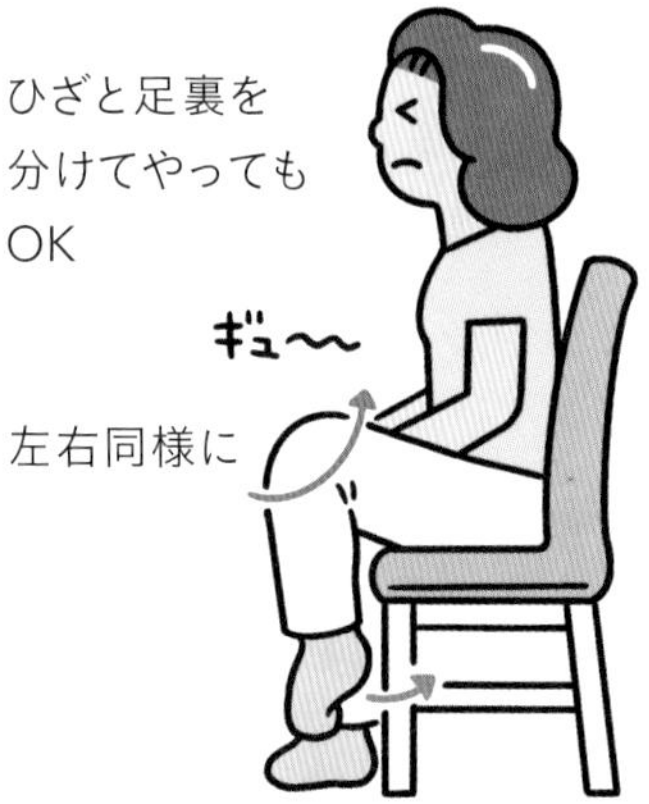
ひざと足裏を分けてやってもOK
ギュ〜〜
左右同様に

20秒たったら力を抜く

筋肉は一度緊張させてからゆるめると、より深くリラックスします!(骨格筋の弛緩が腸活に有効!)

31の腸活　リラックス編…3

腹式呼吸

お腹がふくらむように呼吸するリラックス法。自律神経が緊張状態（交感神経優位）だと、腸の働きが低下するため、ゆったりとした深呼吸によって副交感神経を優位にします。また、腸自体の緊張もゆるむため、腸の症状改善にもつながります。

1・2・3・4と
ゆっくりカウント

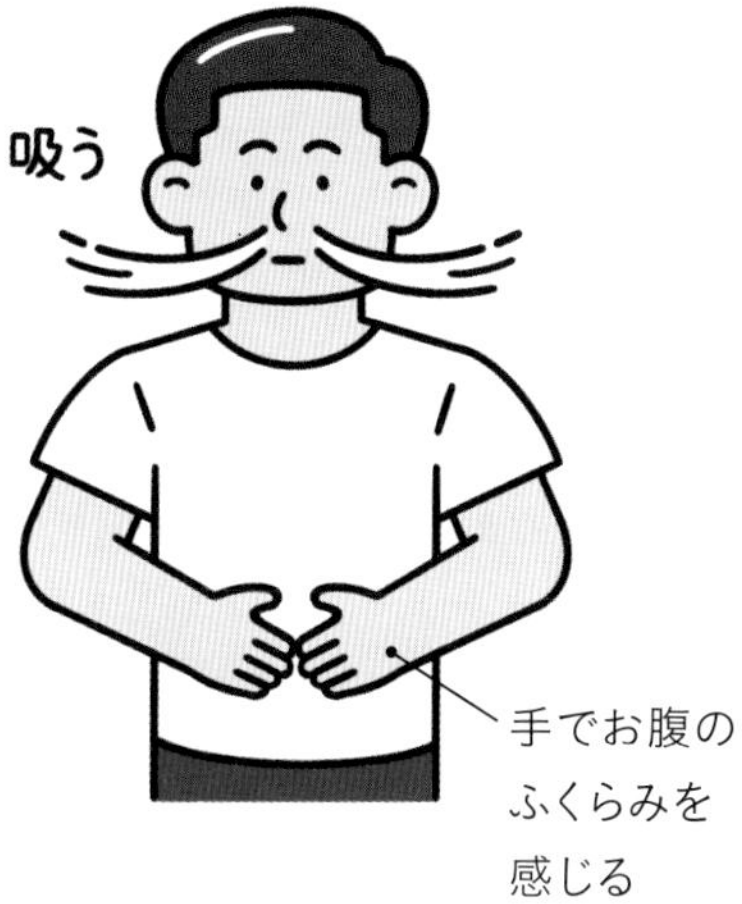
吸う
手でお腹の
ふくらみを
感じる

1　お腹に手を当て
お腹をふくらませるように
鼻でゆっくり息を吸う

2　お腹をへこませる
ように、鼻から
ゆっくり息を吐く

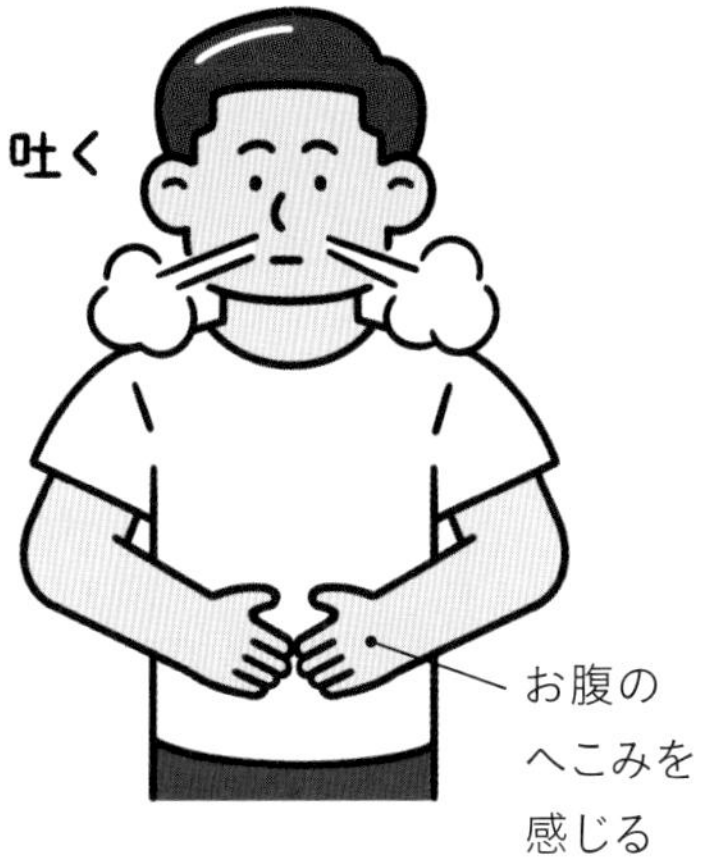
吐く
お腹の
へこみを
感じる

1・2・3・4と
ゆっくりカウント

目指すは「赤ちゃんの呼吸」！

赤ちゃんは息を吸うとお腹がふくらみ、息を吐くとお腹がへこみます。それをイメージしましょう。

意識をカウントに集中させ、
1〜2分ほど続けると心が落ち着く！

31の腸活

リラックス編…4

ビジュアリゼーション

自分の安全な場所（safe home）をイメージし、触覚、視覚、聴覚などを駆使してリラックスする方法。プールサイド、温泉、海のそばなどで寝そべっている姿を想像します。強いストレスがかかったときに、お腹の症状を緩和するのに役立ちます。

1 誰にも邪魔されない場所で ひとりになり、リラックスする

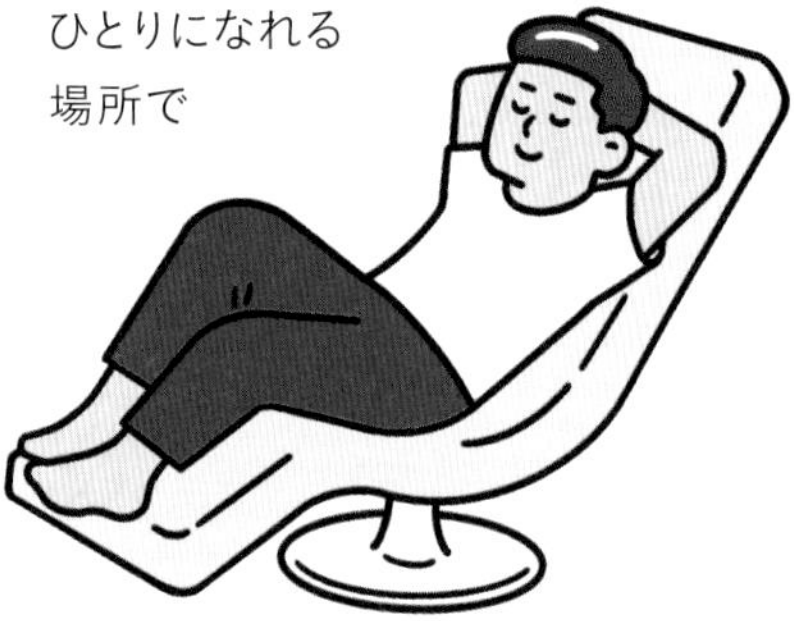

海辺、温泉、
プールサイドなど
どこでもOK

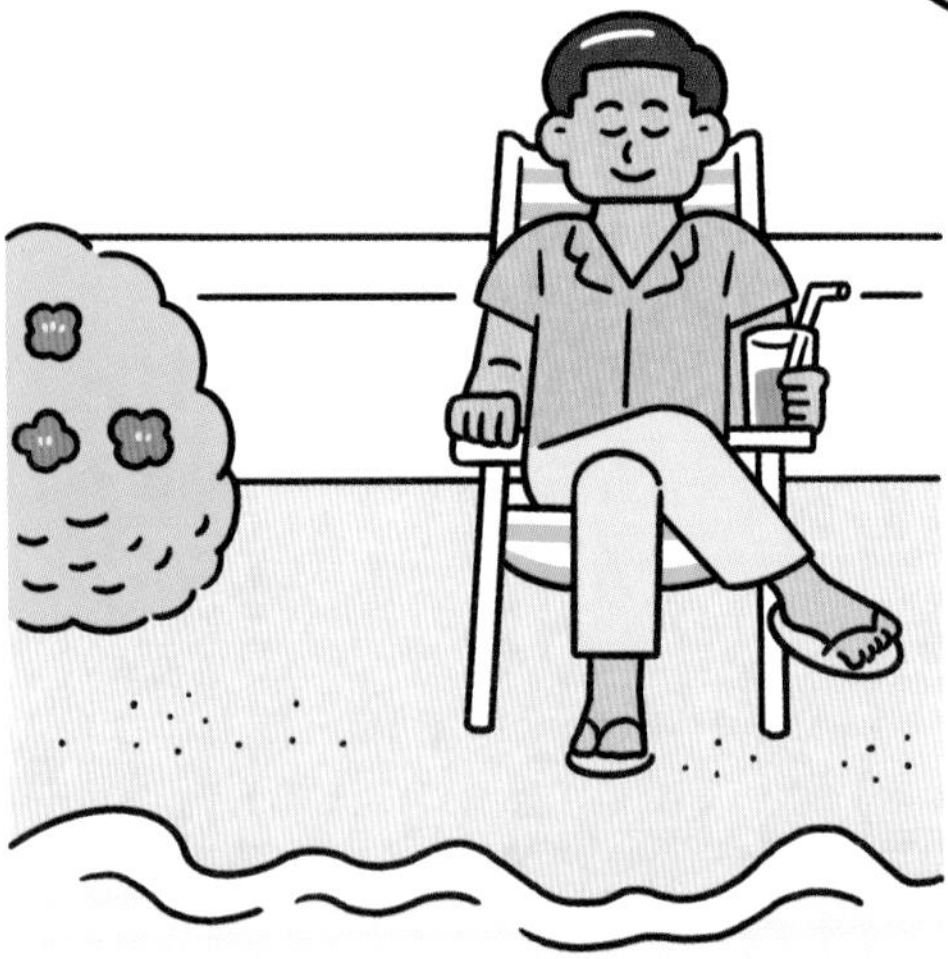

2 自分の好きな（安全な）場所をイメージ。 触覚や視覚、聴覚などを駆使し、 想像の場所で20 ～ 30分リラックスする

31の腸活　食生活編…1

発酵食品を食べる

P28で解説したように、発酵食品は善玉菌を育てる整腸食のひとつ。しかし、SIBO（P42）などの不調がある場合は、逆に悪影響を及ぼすため、食べた後のお腹や便の状態を観察します。食べた後に便秘や下痢、お腹の張りなどがある場合は、SIBOの疑いが。

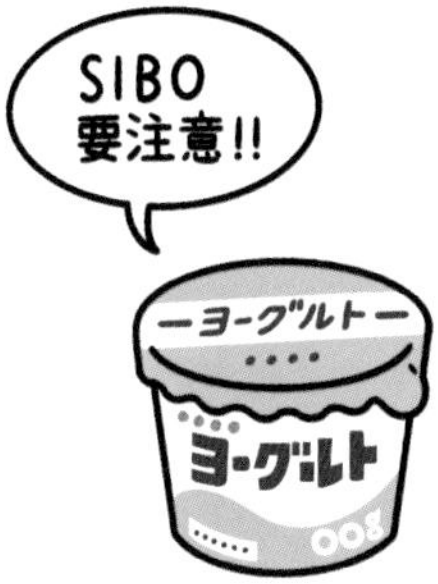
SIBO
要注意!!
ーヨーグルトー
ヨーグルト

・ヨーグルト

ビフィズス菌などの乳酸菌を含み、腸内環境の改善に効果。細菌の種類によって効果が異なるため、自分に合うものを探しましょう。SIBOの場合は避けること。

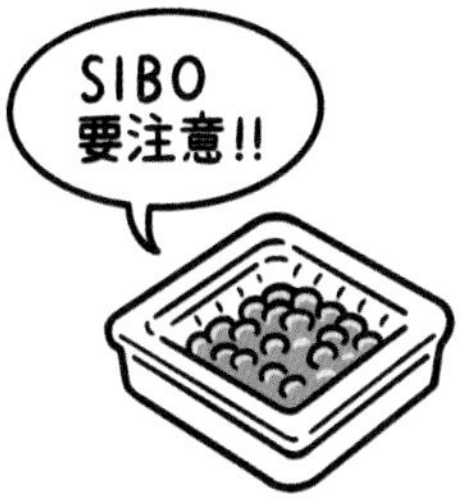
SIBO
要注意!!

・納豆

納豆菌は乳酸菌などの善玉菌を増やし、抗菌作用によって悪玉菌の増加を防ぎます。ただし、高FODMAP食品でもあるので、SIBOの場合は要注意。

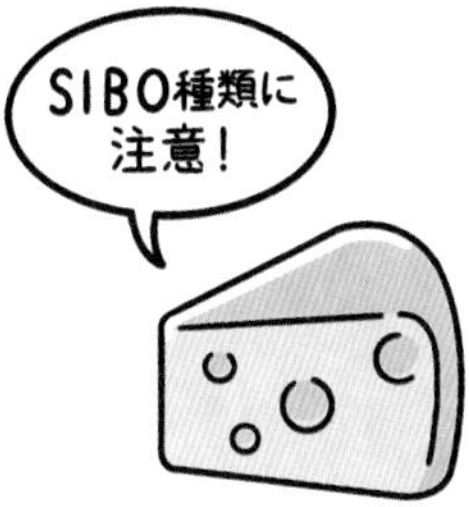
SIBO種類に
注意！

・チーズ

乳酸菌を含む整腸効果のある食品ですが、SIBOの場合はチーズの種類に注意。低FODMAP食品に分類されるチェダーのような硬めのチーズを選びましょう。

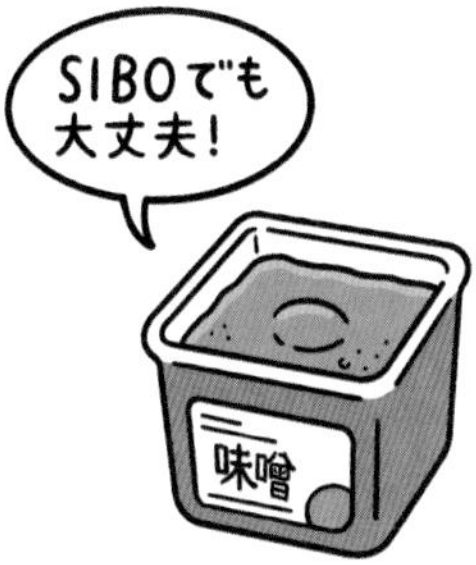
SIBOでも
大丈夫！
味噌

・みそ

麹菌・酵母菌・乳酸菌といった３つの善玉菌を含む食品。低FODMAP食品なので、SIBOの人でも安心して食べることができます。

・低FODMAP食品のチェックはP74へ

◎プロバイオティクスとは？

「共に生きる」という「プロバイオシス」が語源。十分量を摂取したとき、宿主に有益な効果を与える微生物（細菌）のことを指します。善玉菌を含むヨーグルトのような食品自体を指すことも。善玉菌を増やし、悪玉菌から守る整腸効果に役立ちます。

その他の主な食品

しょうゆ、酢、塩麹、ぬか漬け、キムチ、ピクルス、甘酒、ワイン、かつお節

食生活編…2

31の腸活

水溶性食物繊維を食べる

発酵食品と同じく、整腸効果のある4大食品のひとつ。抗菌作用によって、悪玉菌の増加を防ぎます。しかし、これもSIBOの場合は悪玉菌のエサになってしまう食品もあり、食べた後の自分の腸の状態を観察することが必要です。

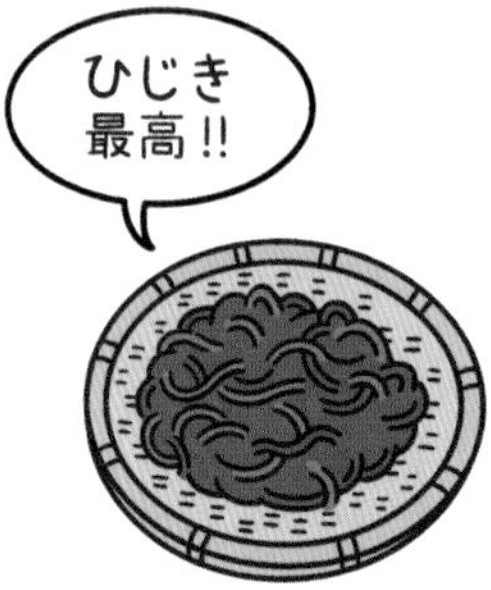
ひじき
最高!!

・海藻

表面のぬめり成分に食物繊維が多く、ミネラルも豊富。ひじきは低FODMAP食品ですが、昆布の白い粉はマンニトールという高FODMAP食です。SIBOの人は、出汁で使うなら煮干しのほうがおすすめ。

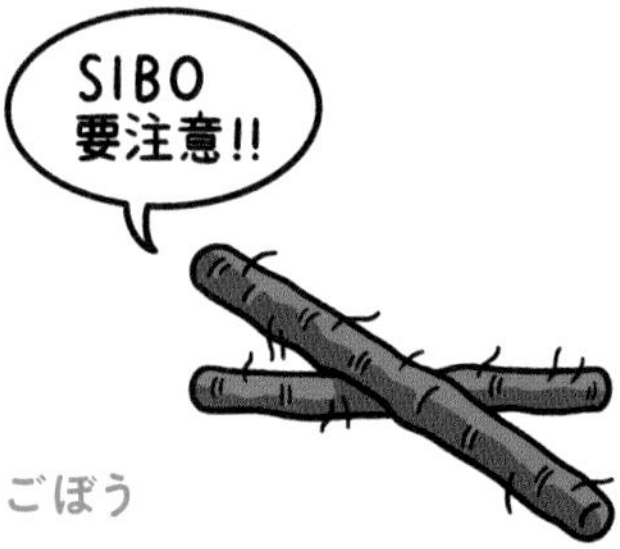
SIBO
要注意!!

・ごぼう

食物繊維に加え、4大食品のオリゴ糖も含む腸の強い味方。しかし、ごぼうは高FODMAP食品。SIBOの場合は逆効果なので、注意が必要です。

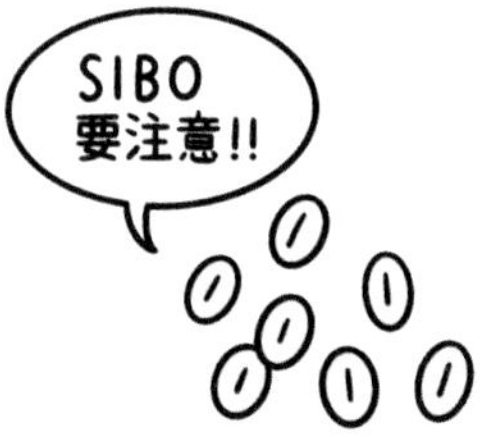
SIBO
要注意!!

・もち麦

善玉菌を増やし、腸内の免疫力の向上にも役立ちます。しかし、もち麦も高FODMAP食品なので、食べた後の腸の状態を観察しましょう。

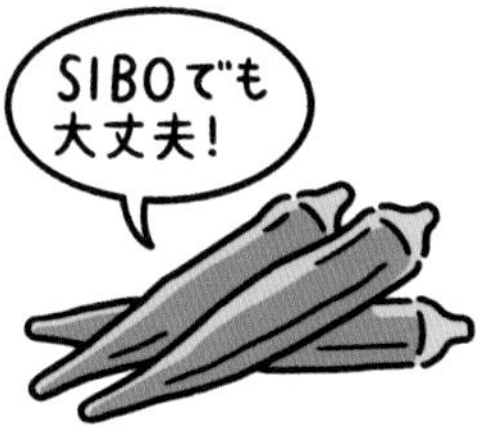
SIBOでも
大丈夫!

・オクラ

ネバネバには食物繊維が豊富で、細菌を育てる効果も抜群。善玉菌と一緒に食べるとさらに有効です。低FODMAP食品（9本まで）なので、SIBOの場合も安心。

・低FODMAP食品のチェックはP74へ

◎ブロッコリーが支持される理由って？

腸活ブームによって、近年高い支持を得ているブロッコリー。スルフォラファンという物質を含み、その抗菌作用によって悪玉菌を減らしてくれます。加熱しても栄養素が壊されにくいので、使い勝手のよさも支持される理由のひとつ。

その他の主な食品

モロヘイヤ、かぼちゃ、アボカド、キウイ、そば、納豆、ライ麦パン、ブロッコリー

食生活編…３

31の腸活

オリゴ糖で乳酸菌を増やす

「プレバイオティクス」という、腸内細菌のエサとなって善玉菌を増やしてくれる成分。そのため、善玉菌を含む食品と一緒に摂取すると、さらに効果が高まります。しかし、FODMAPの一角をなす糖なので、SIBOの場合は注意が必要です。

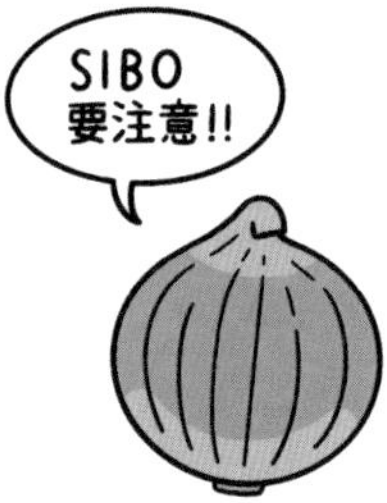
SIBO
要注意!!

・玉ねぎ

オリゴ糖のほか、ポリフェノールが含まれており、大腸がんの予防にも有効です。しかし、高FODMAP食品であるため、食後の腸の状態に注意しましょう。

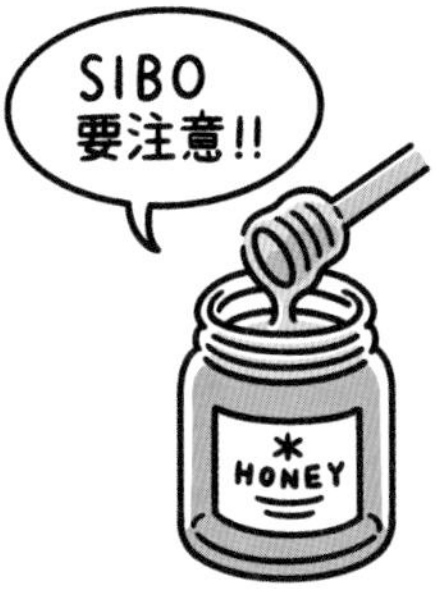
SIBO
要注意!!
HONEY

・はちみつ

善玉菌を増やす効果はもちろん、腸の消化を助ける酵素も含まれています。しかし、高FODMAP食品なので、SIBOの場合は避けましょう。

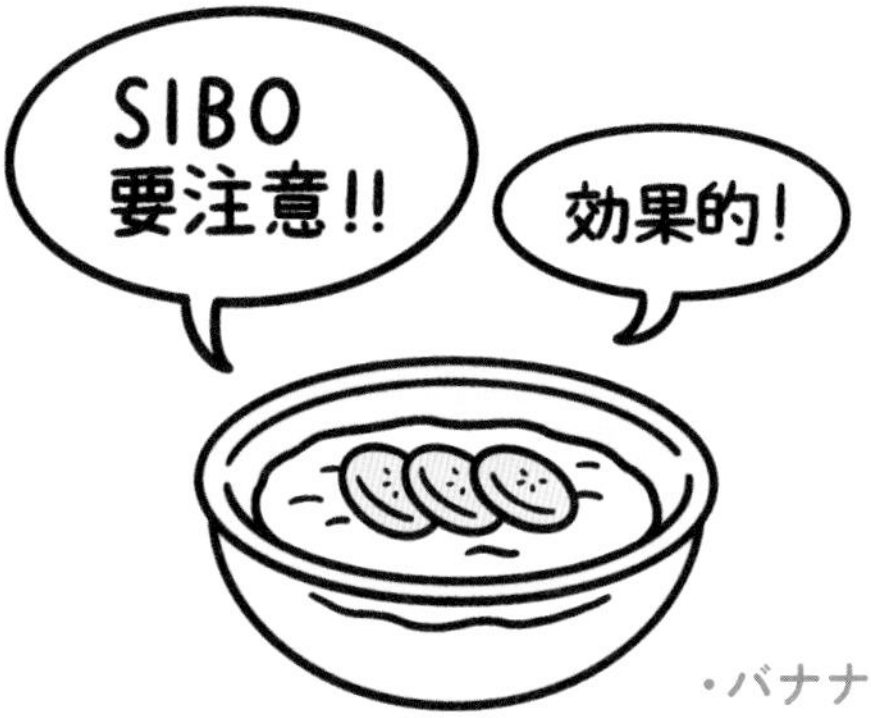
SIBO
要注意!!
効果的！

・バナナ&ヨーグルト

細菌を増やすオリゴ糖は、ビフィズス菌や乳酸菌といった善玉菌と一緒に食べるのがおすすめ。バナナにヨーグルトをかけて食べるとよいですが、ヨーグルトは高FODMAP食品なので、SIBOの場合は避けましょう。

・低FODMAP食品のチェックはP74へ

◎健康な腸には最高だけど……

オリゴ糖は諸刃の剣。健康な腸には、善玉菌を増やす助けとなりますが、SIBOのような不調を抱えている場合は、高FODMAP食品に分類されるため、症状を悪化させます。くれぐれも自分の腸と相談しながら、食べるようにしましょう。

31の腸活

食生活編…4

えごま油やアマニ油（オメガ3）を加えてみる

腸の炎症を抑え、腸内環境を整えてくれるオメガ３系の脂肪酸。がん細胞の増殖を抑えてくれるので、腸はもちろん、カラダ全体の健康面の助けに。青魚を食べるとよいですが、苦手な人は料理に小さじ１杯たらしてみましょう。

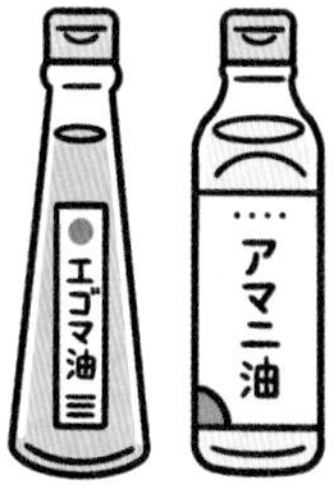

・青魚が苦手な人などは小さじ1杯を料理に！

青魚には、EPA・DHAという腸管のバリア機能を高める油が豊富ですが、苦手な人は、えごま油やアマニ油といったオメガ３系の油をさまざまな料理に小さじ１杯たらしてみましょう。厚生労働省によると、オメガ３系油の１日の推奨摂取量は、成人男性で２～2.4g、成人女性で1.6～2gとされています。

たとえば、こんな料理に小さじ１杯

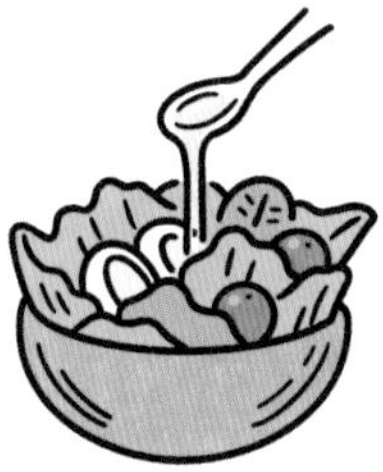

サラダに

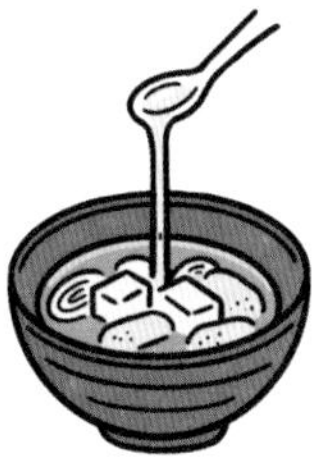

みそ汁に

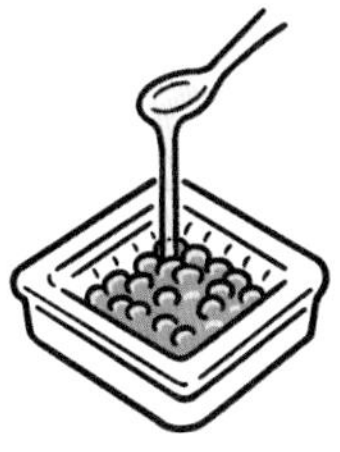

納豆に

基本的に熱に弱いので、生食で使用します。サラダやみそ汁、納豆などに小さじ1杯を目安にかけて食べると、効果的に摂取できます。

31の腸活 食生活編…5

小麦粉を避ける(低FODMAP食を食べる)

SIBOの場合、高FODMAP食品である小麦粉は症状を悪化させます。また、遅延型アレルギー（P29）の原因としても多く見られる食品。自分の腸の状態がわからないとき、試しに1日小麦粉食品を避けてみて、便やお腹の状態を確認してみましょう。

◎丸1日主食をごはんにして、小麦粉を避けてみよう!

主な小麦粉食品は……

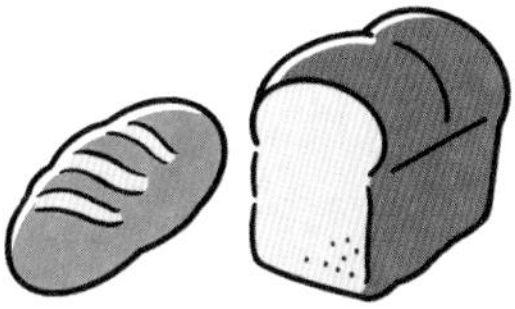

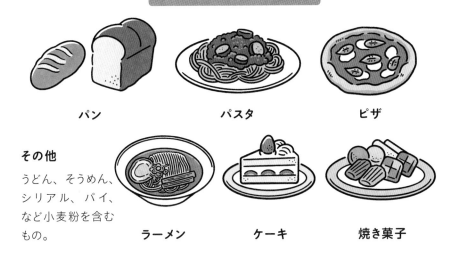

パン

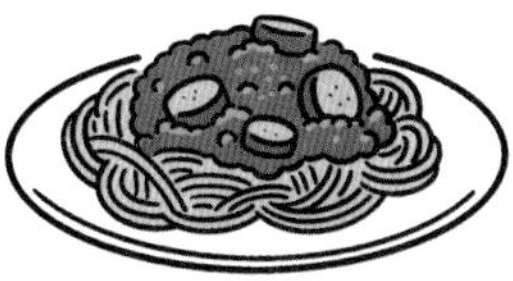

パスタ

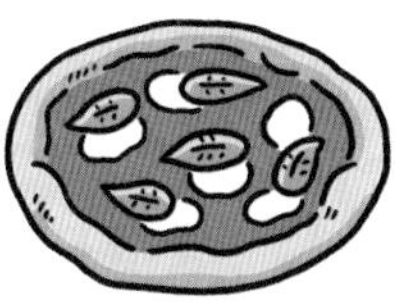

ピザ

その他

うどん、そうめん、シリアル、パイ、など小麦粉を含むもの。

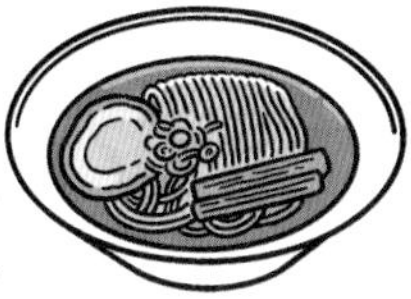

ラーメン

ケーキ

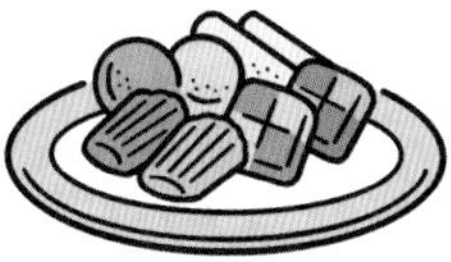

焼き菓子

◎お腹の張りや便通異常がないか確認!

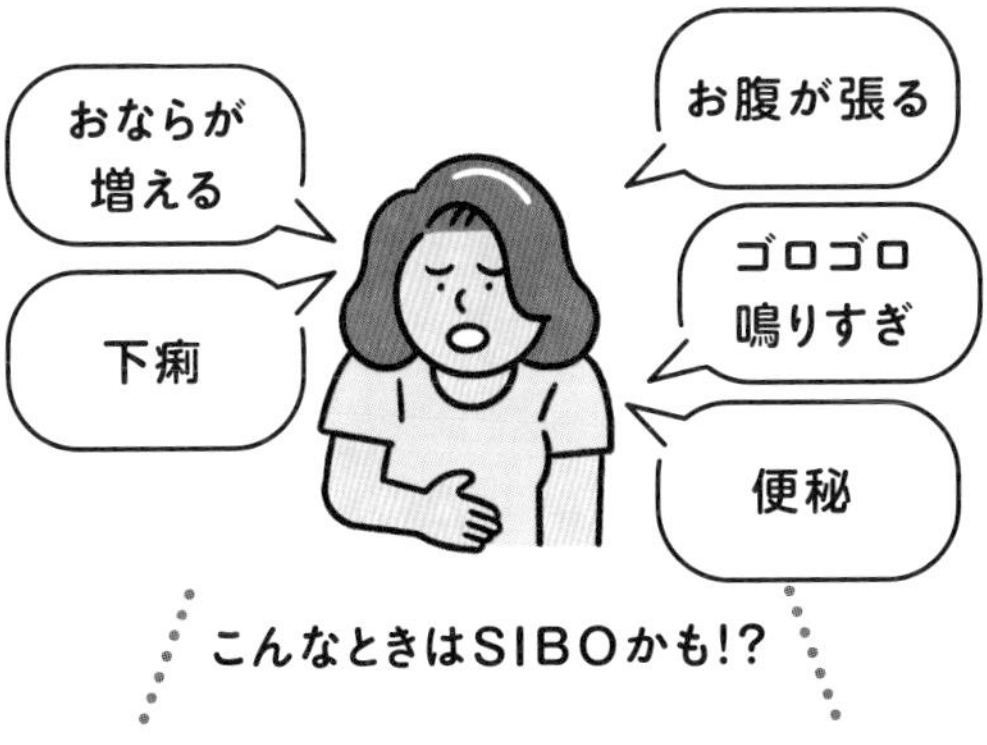
おならが増える
下痢
お腹が張る
ゴロゴロ鳴りすぎ
便秘
こんなときはSIBOかも!?

お腹の調子や便の状態がいつもより快調だったり、おならの頻度、ゴロゴロ鳴ることが少なくなっていたりしたら、小麦粉の影響があったということ。今度は小麦粉をとった場合に逆のことが起こるか確認してみましょう。

低FODMAP食品のチェックはP74へ

SIBOの疑いがある人は要チェック！

高・低FODMAP食品一覧表

SIBOやIBSに悪影響をもたらす高FODMAPのNG食品と、腸への影響が少ない低FODMAPのOK食品をまとめた一覧表。食生活の改善に役立てましょう。

高FODMAP	低FODMAP
穀物	
大麦・小麦・ライ麦・パン（大麦、小麦、ライ麦）・ラーメン（小麦）・パスタ・うどん・そうめん・クスクス（小麦）・とうもろこし・ピザ・お好み焼き・シリアル（大麦、小麦、オリゴ糖、フルーツ、はちみつを含むもの）・ケーキ・パイ・パンケーキ・焼き菓子など	米、玄米・米粉類・そば（10割）・グルテンフリーの食品・オート麦・シリアル（米、オート麦）・タコス・スターチ・コーンスターチ・ポップコーン・タピオカ・ポテトチップス（少量）・コーンミール・フォー・ビーフン・こんにゃく麺など
野菜・いも	
アスパラガス・豆類（大豆、さやえんどう、ひよこ豆、あずき）・納豆・ゴーヤ・玉ねぎ・にんにく・にら・カリフラワー・ごぼう・セロリ・キムチ・きくいも・さつまいも・きのこ類（しいたけ・マッシュルーム）・らっきょう・里芋など	なす・トマト、ミニトマト・ブロッコリー・にんじん・ピーマン・ホウレンソウ・かぼちゃ・きゅうり（ズッキーニ）・じゃがいも・しょうが・オクラ・レタス、キャベツ・大根（ラディッシュ）・たけのこ・もやし・チンゲンサイ・白菜・かぶ・パセリ・パクチー・海藻類（昆布は除く・ひじきなど）・モロヘイヤなど
肉・魚・卵・ナッツ・スパイスなど	
ソーセージ・カシューナッツ・ピスタチオ・アーモンド（20粒以上）・わさび・あんこ・きな粉など	ベーコン、ハム・豚肉・牛肉（赤身）・鶏肉・羊肉・魚介類・卵・アーモンド（10粒以下）・ヘーゼルナッツ（10粒以下）・くるみ・ピーナッツ・栗・ミント・バジル・カレー粉・こしょう・チリパウダー・唐辛子など

高FODMAP	低FODMAP
調味料・その他	
はちみつ・オリゴ糖・コーンシロップ（果糖ブドウ糖液糖）・ソルビトール、キシリトールなどの甘味料・アップルソース・トマトケチャップ・カスタード・カレーソース・バーベキューソース・ブイヨン・缶詰のフルーツ・固形スープの素、ブイヨン・絹ごし豆腐・バルサミコ酢・豆乳など	塩・みそ・しょうゆ・マヨネーズ（小さじ3まで）・オリーブオイル・酢・缶詰のトマト・ココア・ココナッツオイル・メープルシロップ・魚油・キャノーラ油・オイスターソース・ウスターソース・ピーナッツバター・酵母・木綿豆腐など
乳製品など	
牛乳・乳糖を含む乳製品全般・ヨーグルト・アイスクリーム・クリーム類全般・ラッシー・ミルクチョコレート・ホエイチーズ・プロセスチーズ・カッテージチーズ・ブルーチーズ・クリームチーズ・プリン・コンデンスミルクなど	バター・マーガリン（牛乳を含まないもの）・ラクトフリー（乳糖が入っていないもの）・アーモンドミルク・ブリーチーズ・カマンベールチーズ・チェダーチーズ・ゴルゴンゾーラチーズ・モッツァレラチーズ・パルメザンチーズなど
ドリンク	
フルーツジュース・レモネード（加糖）・ウーロン茶・ハーブティー・麦芽コーヒー・チャイ・カモミールティー・エナジードリンク・マルチビタミンジュース・ポートワイン・ラム・シェリー・甘いワイン・りんご酒など	紅茶・コーヒー（無糖）・緑茶・レモネード（無糖）・クランベリージュース・ビール・ジン・ウォッカ・ウイスキー・甘くないワイン・タピオカティー・ラム以外のリキュール・水・中国茶など
果物	
りんご・すいか・あんず・もも・なし・グレープフルーツ・アボカド・ライチ・柿・西洋なし・パパイヤ・さくらんぼ・干しぶどう・いちじく・マンゴー・ドライフルーツ・プルーン・メロン（最近高FODMAP食に分類され直した）など	バナナ・いちご・ぶどう・キウイ・オレンジ・レモン・キンカン・パイナップル・ライム・ラズベリー・ブルーベリー・ザボン・クランベリー・ドリアン・パッションフルーツなど

出典：Monash University等の資料をもとに江田証医師が作成（無断転載を禁ず）

31の腸活

食生活編…6

水を替える（硬水・軟水）

ミネラル分が高い「硬水」は体内に水分を保持しやすいことから便をやわらかくし、ミネラル分の低い「軟水」は腸に負担をかけずに老廃物を体外に排出できます。つまり、お水を選ぶとき、便秘の人は「硬水」、軟便の人は「軟水」にしてみましょう。

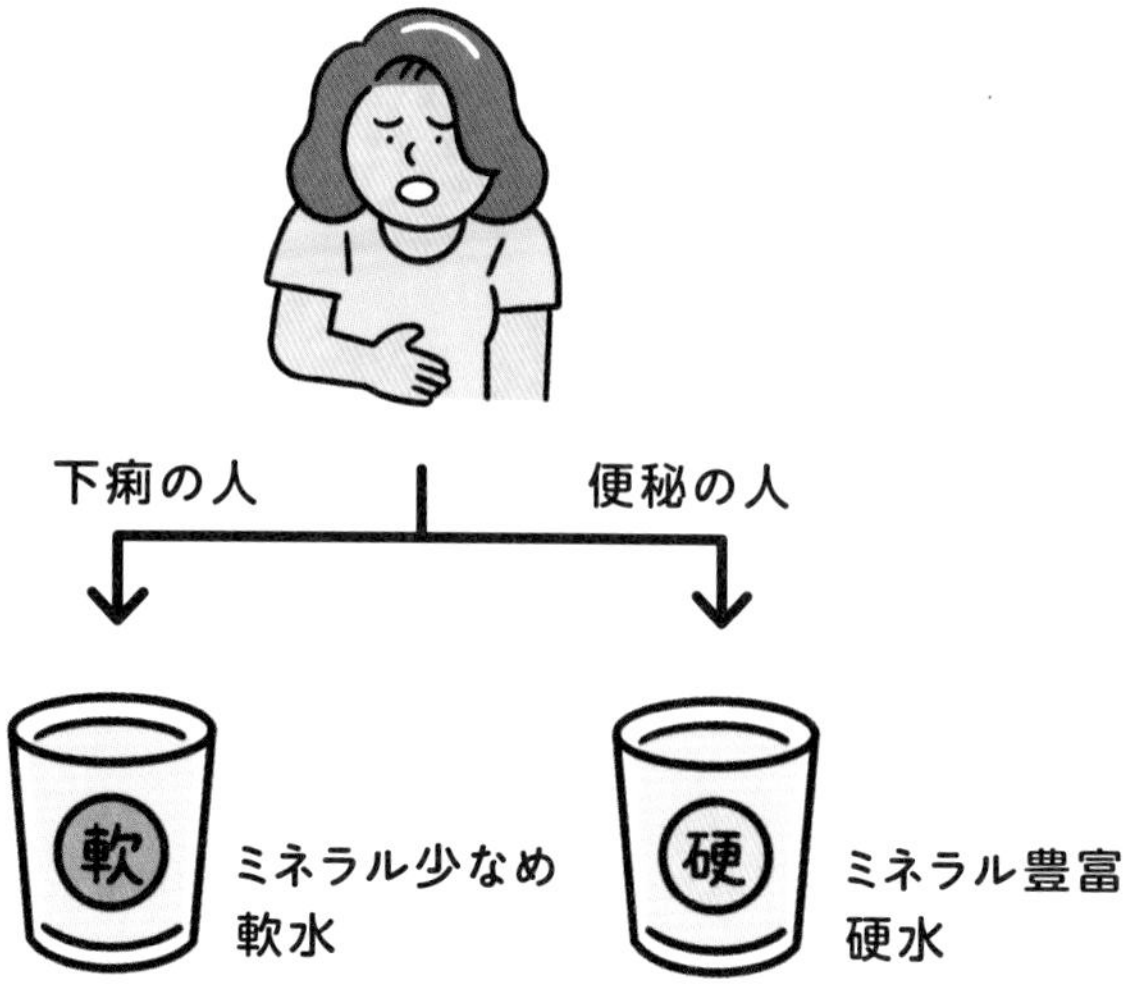

※日本で主に飲まれるのは軟水。

31の腸活

食生活編…7

お菓子を避ける

間食はMMCという腸内のおそうじ（P30）を妨げ、悪玉菌を増やす原因に。また、ケーキやポテトチップス、ミルクチョコレートなどは高FODMAP食品だったり、トランス脂肪酸という大腸がんの原因にもなる油を多く含んでいます。とりすぎに注意しましょう。

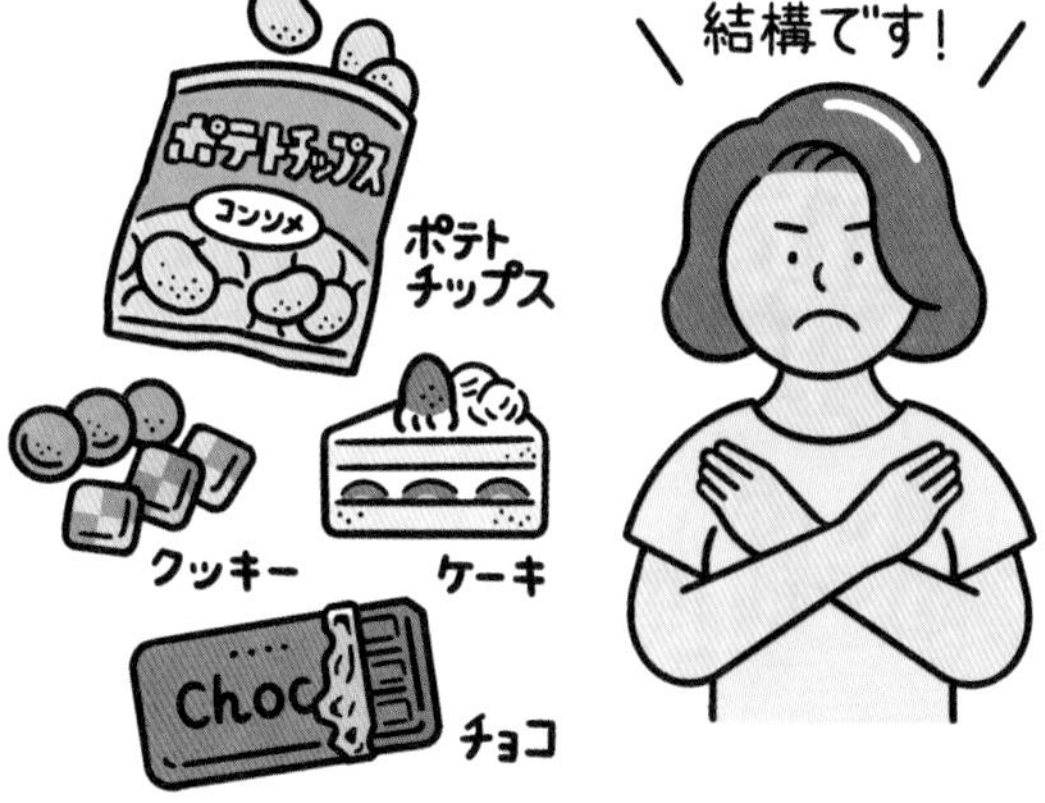

31の腸活
食生活編…8

朝食を食べる

便秘傾向にある人は、朝食を必ず食べるようにしましょう。便秘の人の約半数は朝食抜きだったというデータもあるほど。P31でも解説したように、朝食を食べると、結腸反射（直腸反射）が起こり、脳から排便するように指令が出ます。食事も規則性が重要。

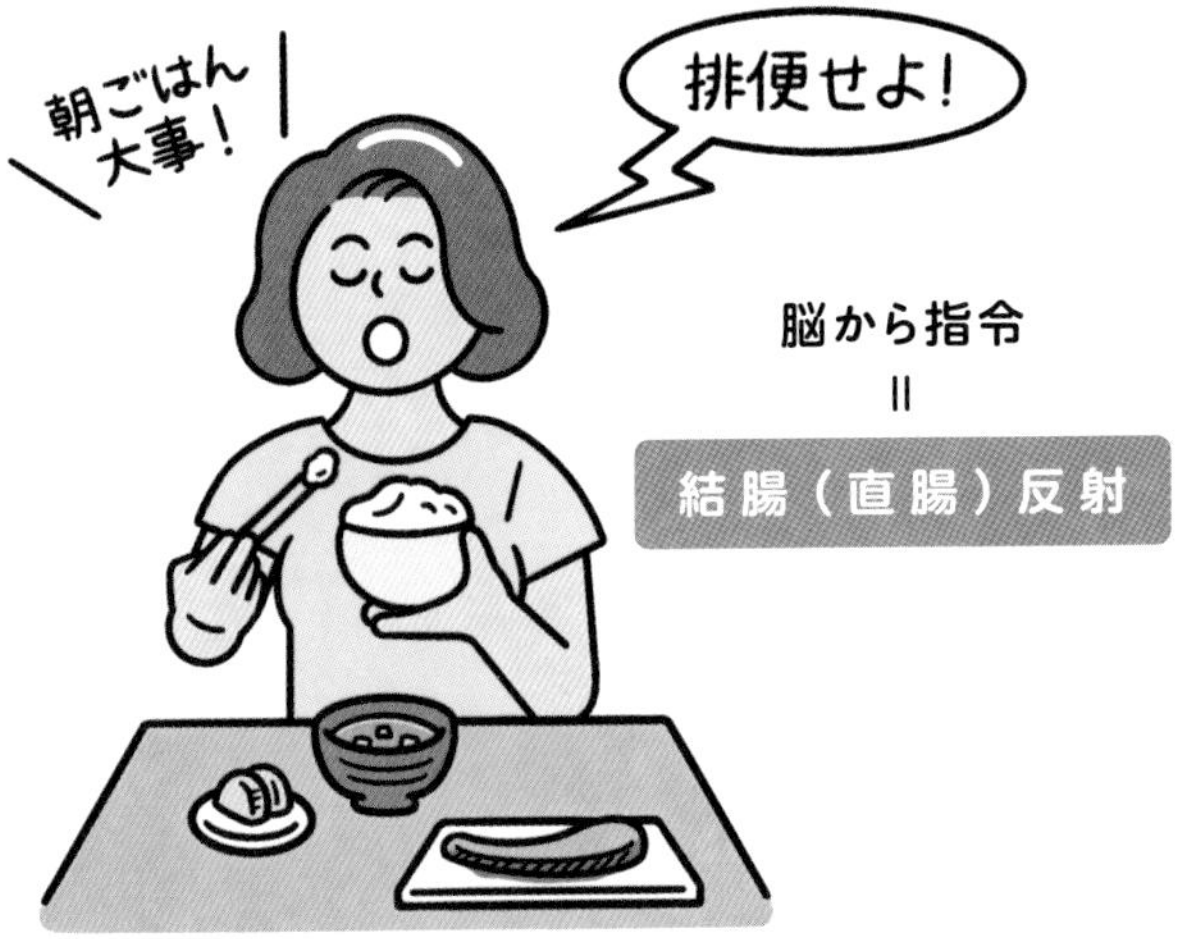
朝ごはん大事！
排便せよ！
脳から指令
＝
結腸（直腸）反射

31の腸活
食生活編…9

食事の量を減らしてみる

SIBOの場合、食事の量が多ければ、悪玉菌のエサも多いということ。食事の量を減らせば、症状の緩和が期待できます。また、「腹七分目」を意識すると、腸管の消化機能の負担が減りますし、カロリー制限によって寿命が伸びるという研究報告も。

消化が活発！
しかも長生き！
3割減

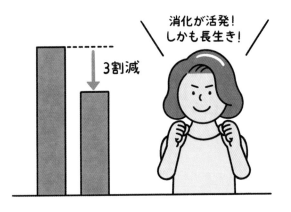

いつもより3割減らして「腹七分目」！

31の腸活

食生活編…10

緑茶を飲む

緑茶の成分である茶カテキンには、アッカーマンシア・ムシニフィラという最近注目されている善玉菌を増やす効果があり、腸管のバリア機能や免疫力を高め、肥満予防にも効果が。日本人の食後に緑茶を飲む習慣は、理に適っていたといえるでしょう。

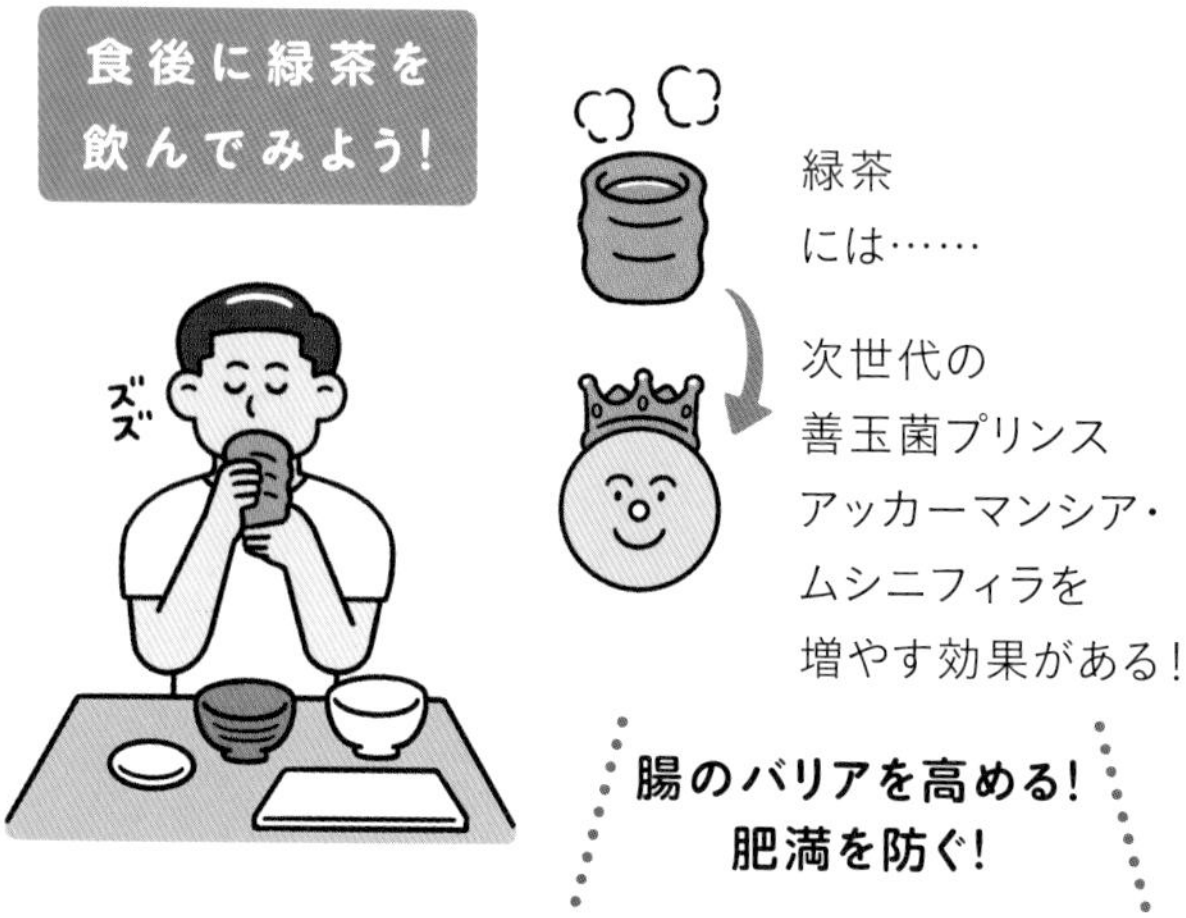
食後に緑茶を飲んでみよう!
ズズ
緑茶には……
次世代の善玉菌プリンスアッカーマンシア・ムシニフィラを増やす効果がある!
腸のバリアを高める!
肥満を防ぐ!

31の腸活

習慣編…1

食前に歯を磨く

大腸がんの原因とされるフソバクテリウム・ヌクレアタムという細菌は、元々は口のなかにいる歯周病菌。ガスを産生する細菌は、食事と一緒に腸に入ってくるため、食前に歯磨きをするという習慣が、お腹のガスや張りの予防に効果があります。

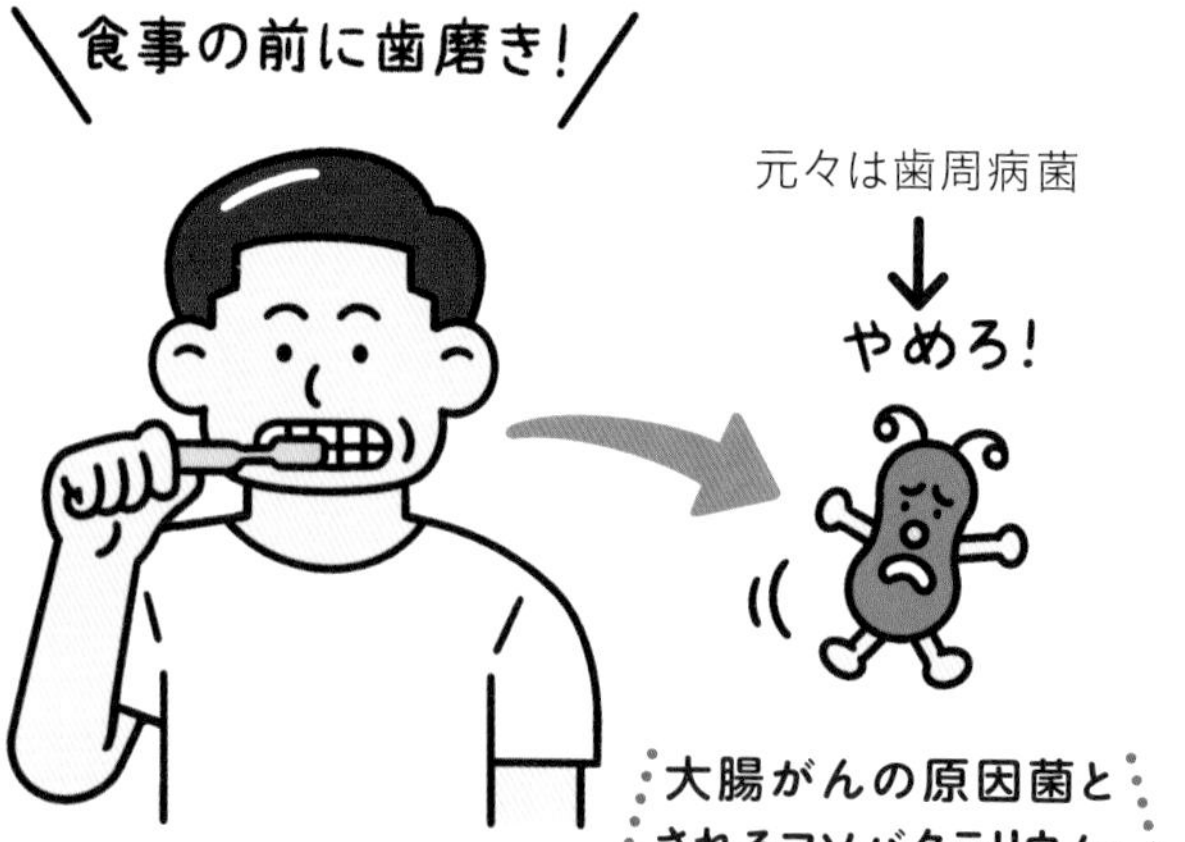
食事の前に歯磨き!
元々は歯周病菌
やめろ!
大腸がんの原因菌とされるフソバクテリウム・ヌクレアタムを撃退!

31の腸活

習慣編…2

朝日を浴びる・森林を歩く

ストレスで緊張した腸を癒やすのが「ゆらぎ」。公園や森林をゆっくり歩くことで、腸の疲れをとります。また、朝日を浴びると「セロトニン」というホルモンが分泌され、幸福感を感じるだけでなく、腸の動きを活性化させるため、便秘にも効果的。自然の力を借りましょう。

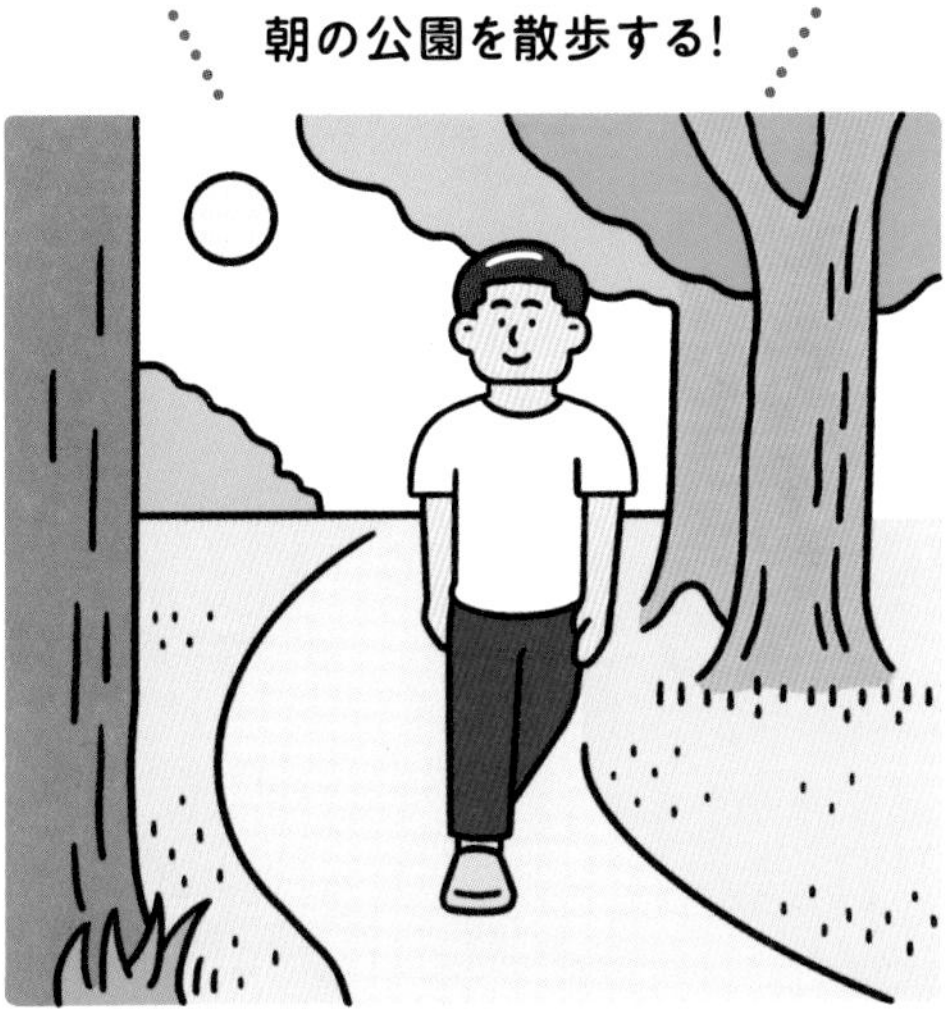
朝の公園を散歩する!

31の腸活

習慣編…3

座りっぱなしを避ける

座りっぱなしのデスクワークなどで動かない時間が多いと、腸の動きも停滞します。１時間おきに立ち上がって歩いたり、ストレッチをしたり、物理的な刺激を与えるのも腸の動きを活性化させます。リラックス効果があるので、心の切り替えにも有効です。

コロナ自粛で
お腹の変化を感じた人は５１．３％！

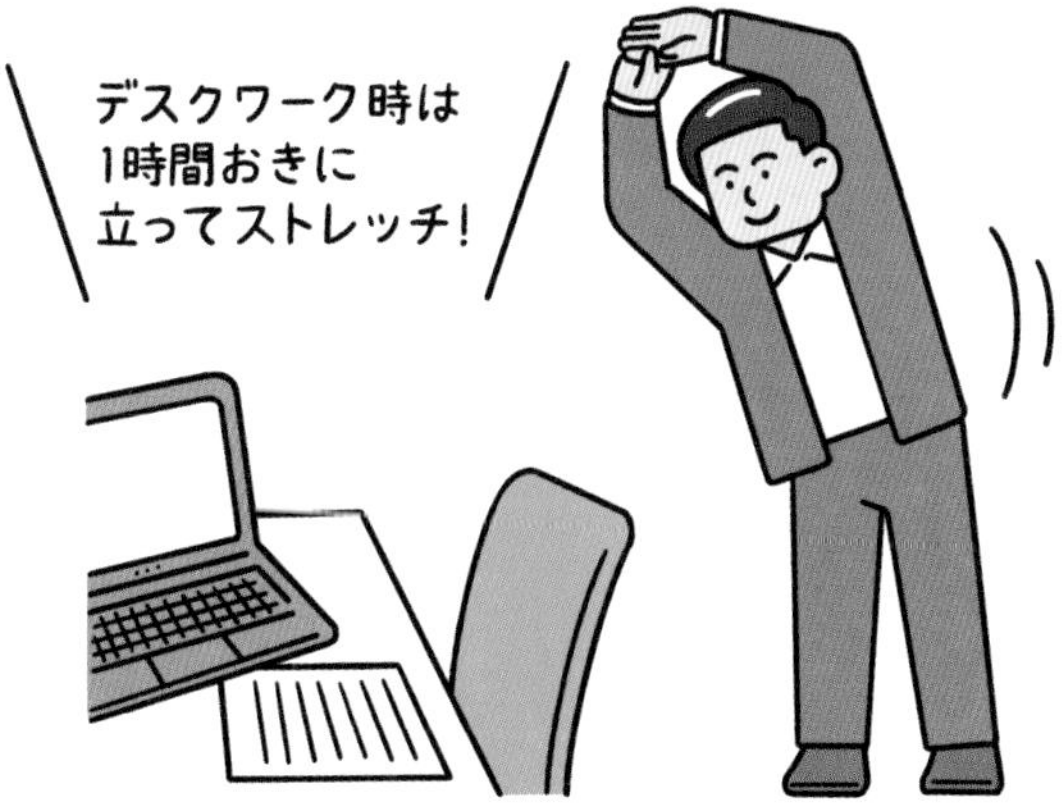
デスクワーク時は
1時間おきに
立ってストレッチ!

31の腸活

習慣編…4

朝に5分間トイレに入る

たとえ便意がなくても、朝に5分間トイレに入りましょう。それがやがて習慣化されていき、便秘の人でも便が出るようになります。便座に座るとき、つま先を立てると、直腸やS状結腸がまっすぐになるので、さらに便が出やすくなります。

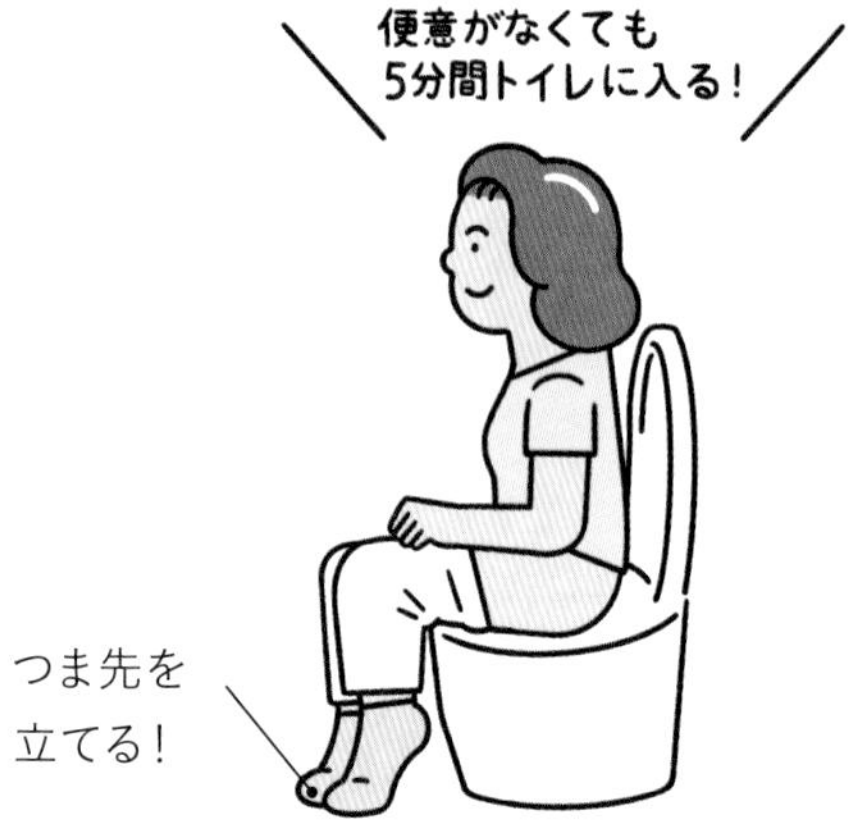

便意がなくても
5分間トイレに入る！
つま先を
立てる！

31の腸活

習慣編…5

たくさん水を飲む

便秘の人にとって、腸管内の水分保持はとても大切です。水をたくさん飲むことが、腸管の運動力を高め、腸への血液量を増やしてくれます。目安は1日8杯。朝昼晩の食事のときにコップ2杯、朝食と昼食、昼食と夕食の間に1杯ずつ飲みましょう。

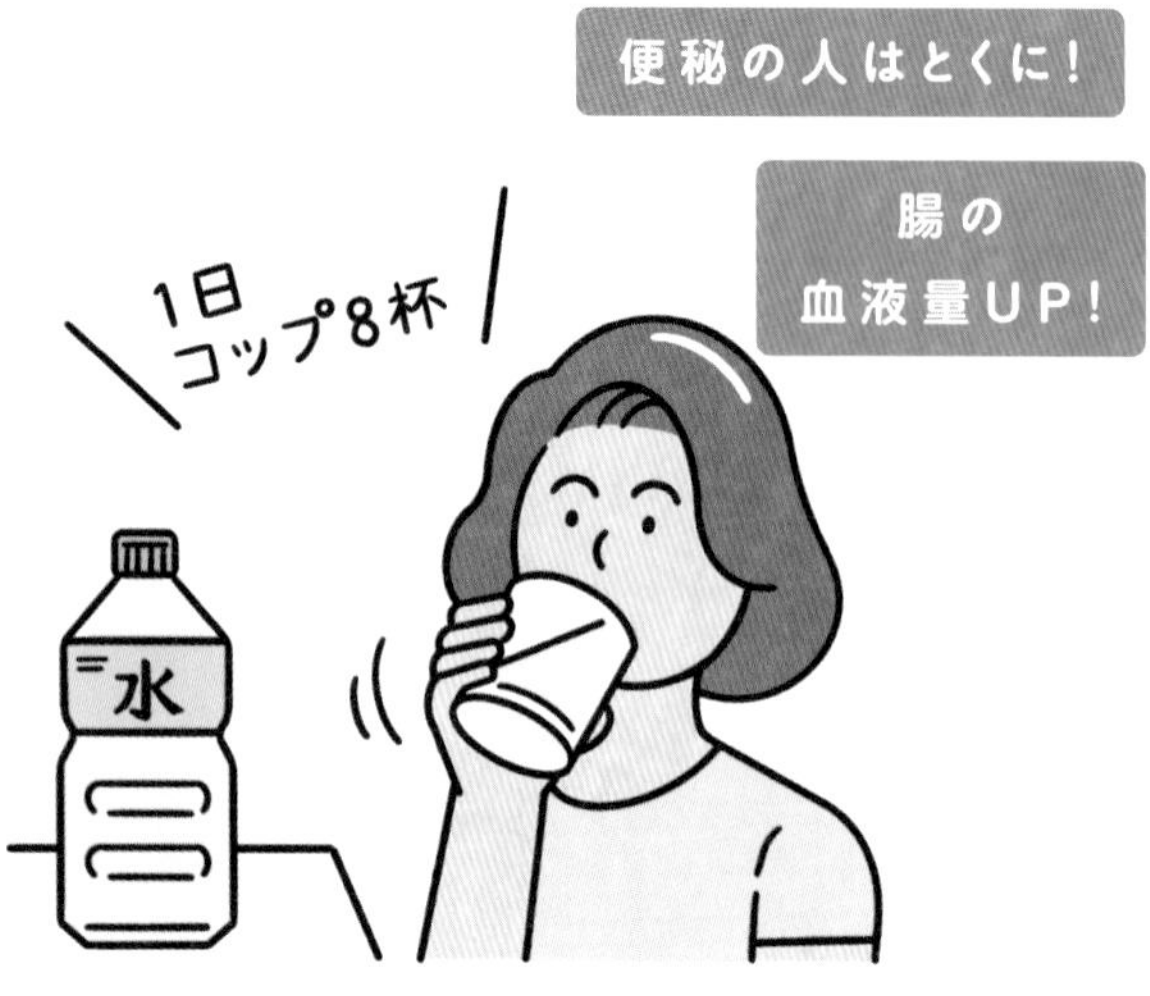

便秘の人はとくに！
腸の
血液量UP！
1日
コップ8杯
水

31の腸活　習慣編…6

冷たい水で手を洗う

トイレに入っても便が出ないとき、冷たい水で顔や手を洗ってみましょう。自律神経が冷たさに反応し、便意を催すことがあります。焦ってしまうと、ますます出づらくなるので、できるだけリラックスすること。夏場は氷水などを使うのもおすすめ。

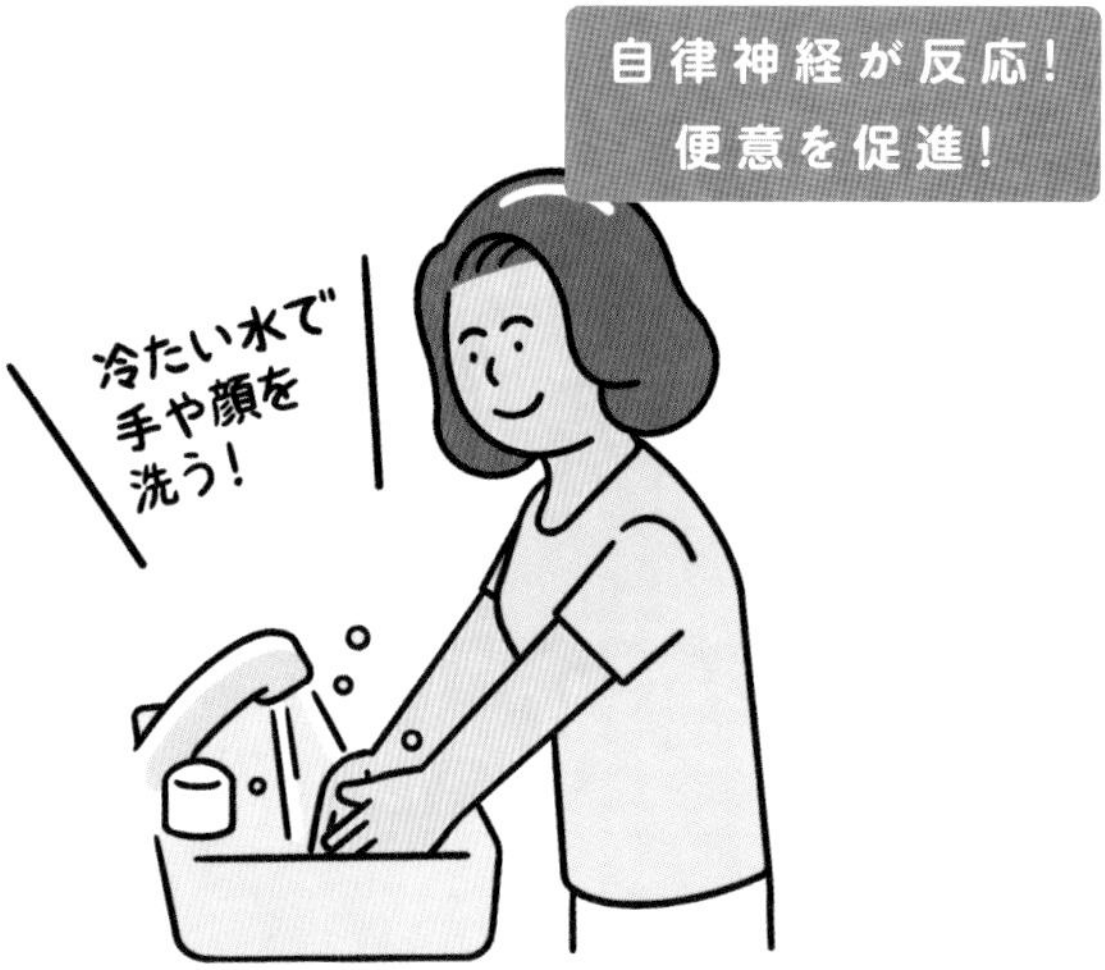
自律神経が反応！
便意を促進！
冷たい水で手や顔を洗う！

31の腸活　習慣編…7

ぬるめのお湯で半身浴をする

腸の血流が低下すると、機能も低下します。ぬるめ（38度ほど）のお湯で15分間半身浴をしましょう。副交感神経が優位になり、腸の血流が促進され、機能も活性化します。お気に入りの香りのついた入浴剤を入れると、リラックス効果もアップ。

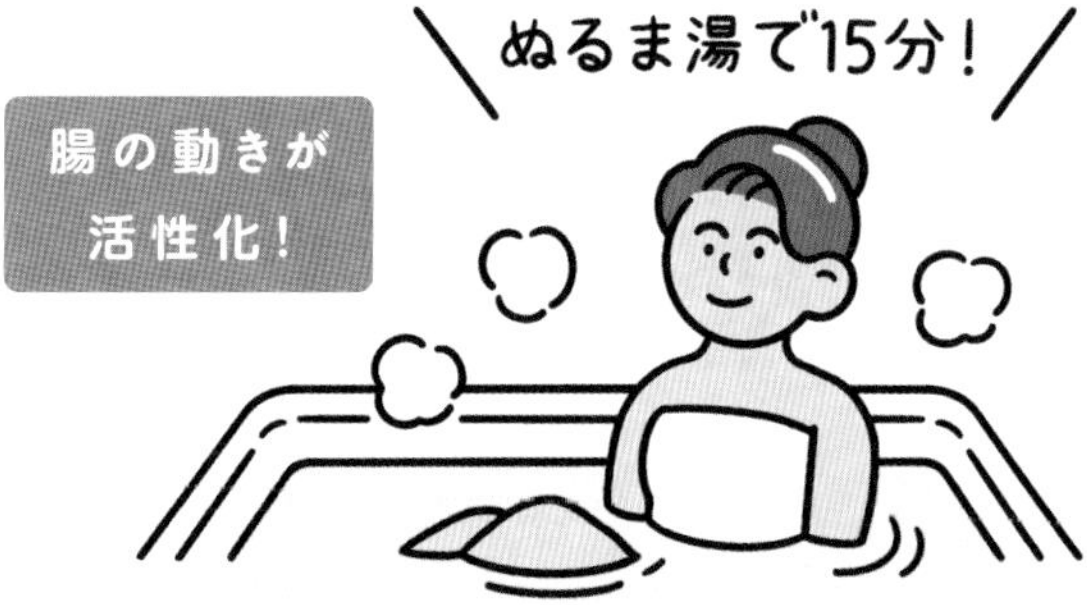
ぬるま湯で15分！
腸の動きが活性化！

運動編…1

31の腸活

15分のウォーキング

運動不足は、大腸がんなどを引き起こす原因のひとつと考えられています。そこで、1日15分のウォーキングをやってみましょう。軽く息が切れる速歩きのペースが理想。このような運動により死亡リスクが14%低下したという研究報告もあります。

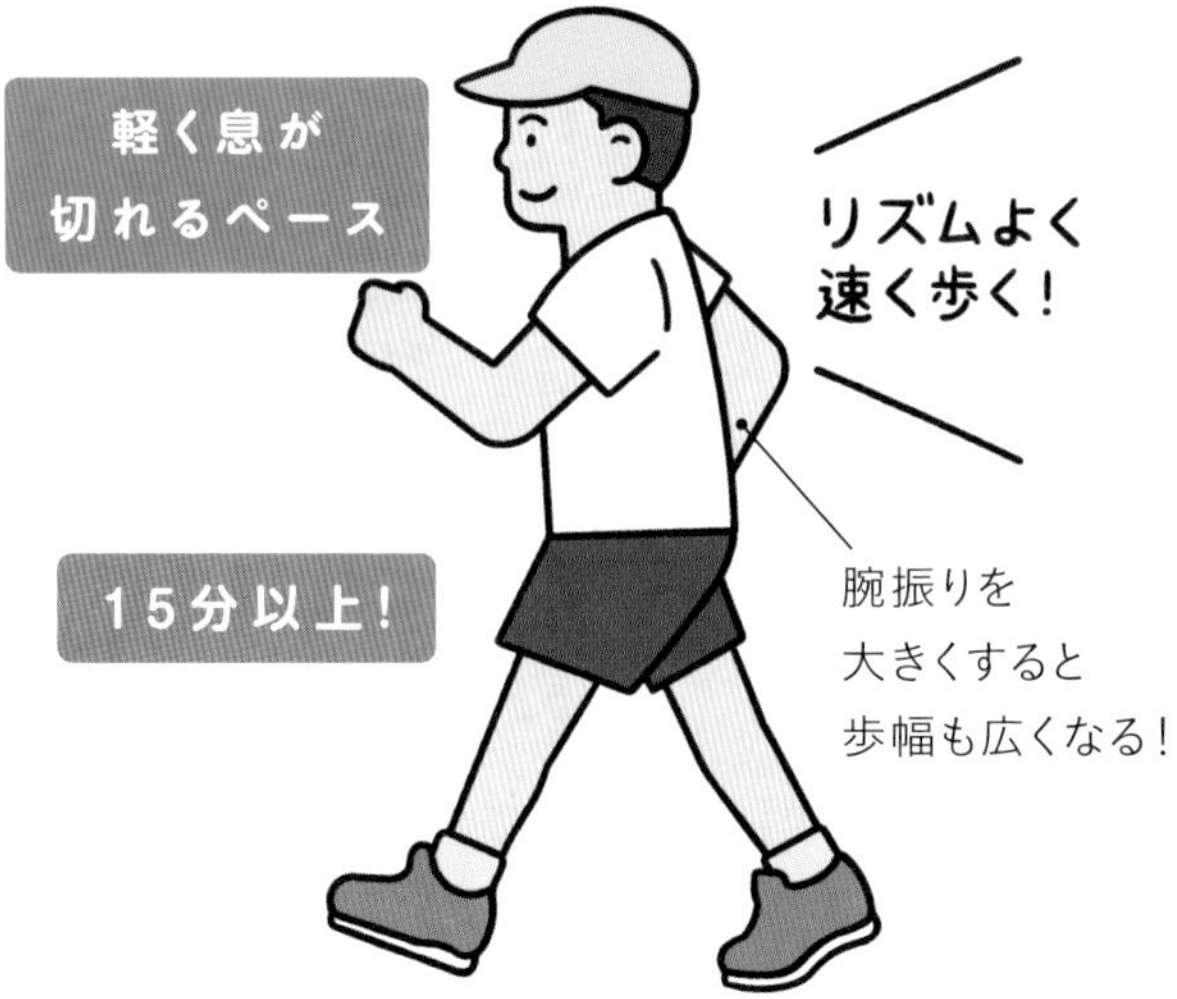
軽く息が
切れるペース
リズムよく
速く歩く!
15分以上!
腕振りを
大きくすると
歩幅も広くなる!

運動編…2

31の腸活

ラジオ体操をする

朝のラジオ体操は、血流の向上だけでなく、腸に物理的刺激を与えるという効果もあります。激しい運動でもなく、カラダをひねったり、跳んだりする動きがあるため、腸が直接刺激され、働きが活性化します。便秘の人には、特におすすめします。

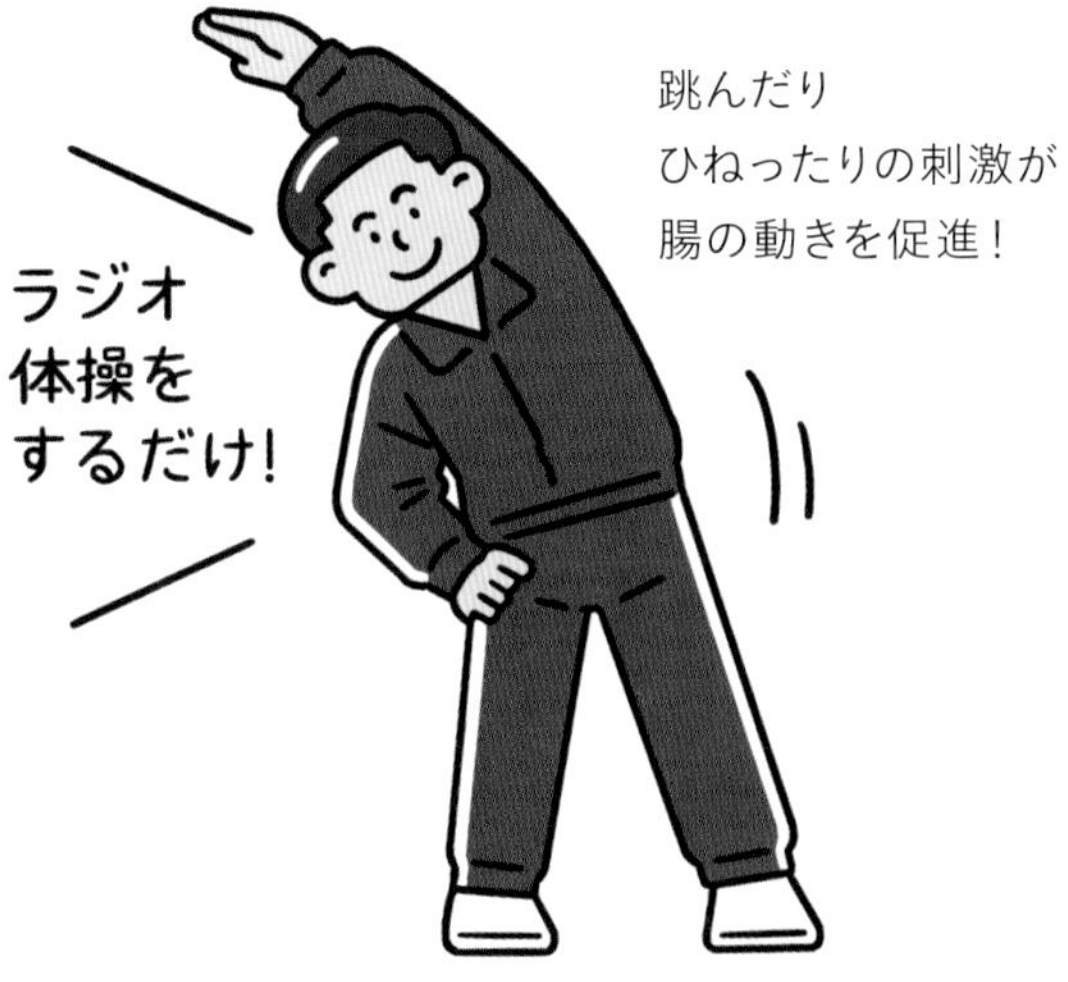
跳んだり
ひねったりの刺激が
腸の動きを促進!
ラジオ
体操を
するだけ!

31の腸活

運動編…3

骨盤底筋群トレーニング

排便するときの直腸や肛門の動きをコントロールしているのが骨盤底筋群です。骨盤の底のほうにある筋肉ですが、加齢などによって筋力が衰えてきます。骨盤底筋群の筋力維持が便通に影響するため、トレーニングによって鍛える必要があります。

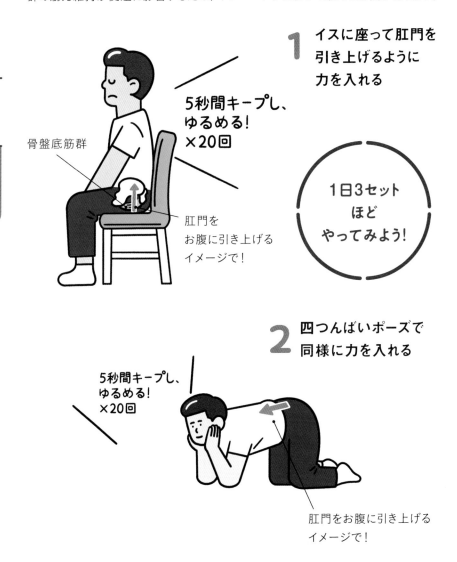

1 イスに座って肛門を引き上げるように力を入れる

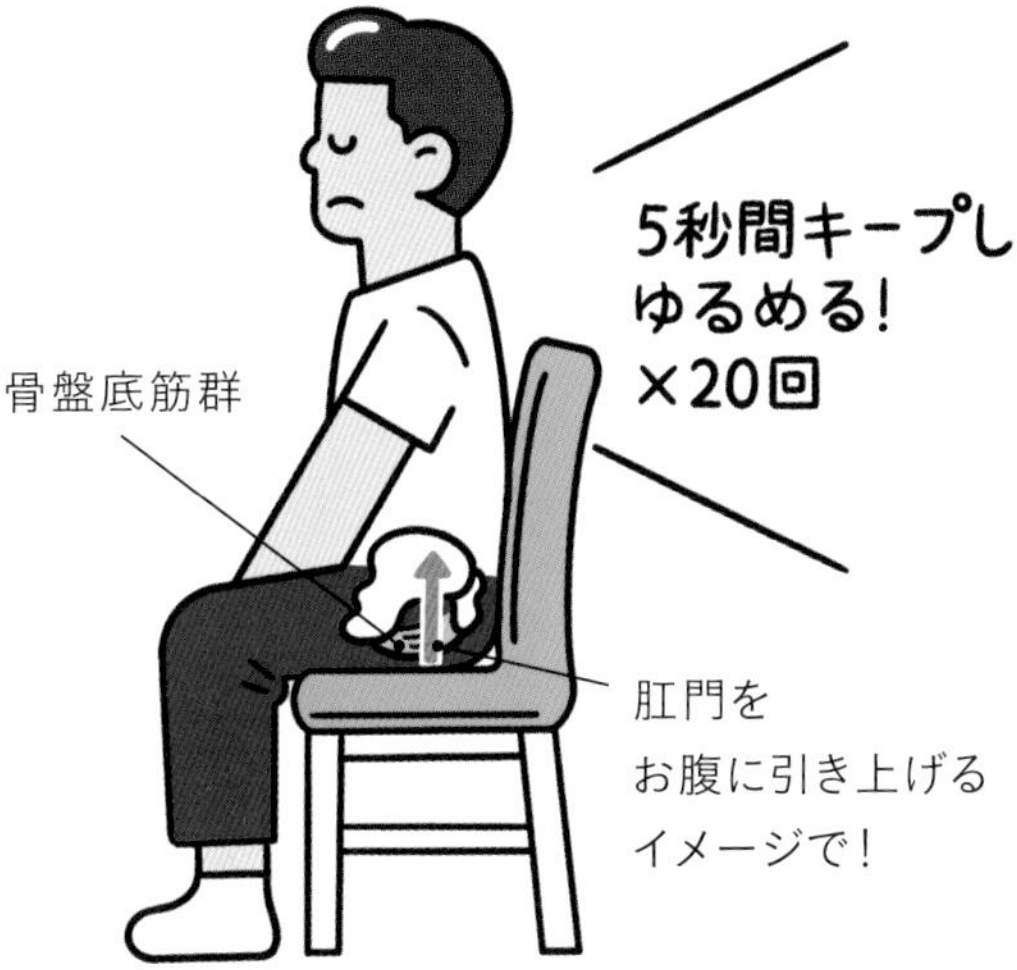
5秒間キープし、
ゆるめる!
×20回
骨盤底筋群
肛門を
お腹に引き上げる
イメージで！

1日3セット
ほど
やってみよう!

2 四つんばいポーズで同様に力を入れる

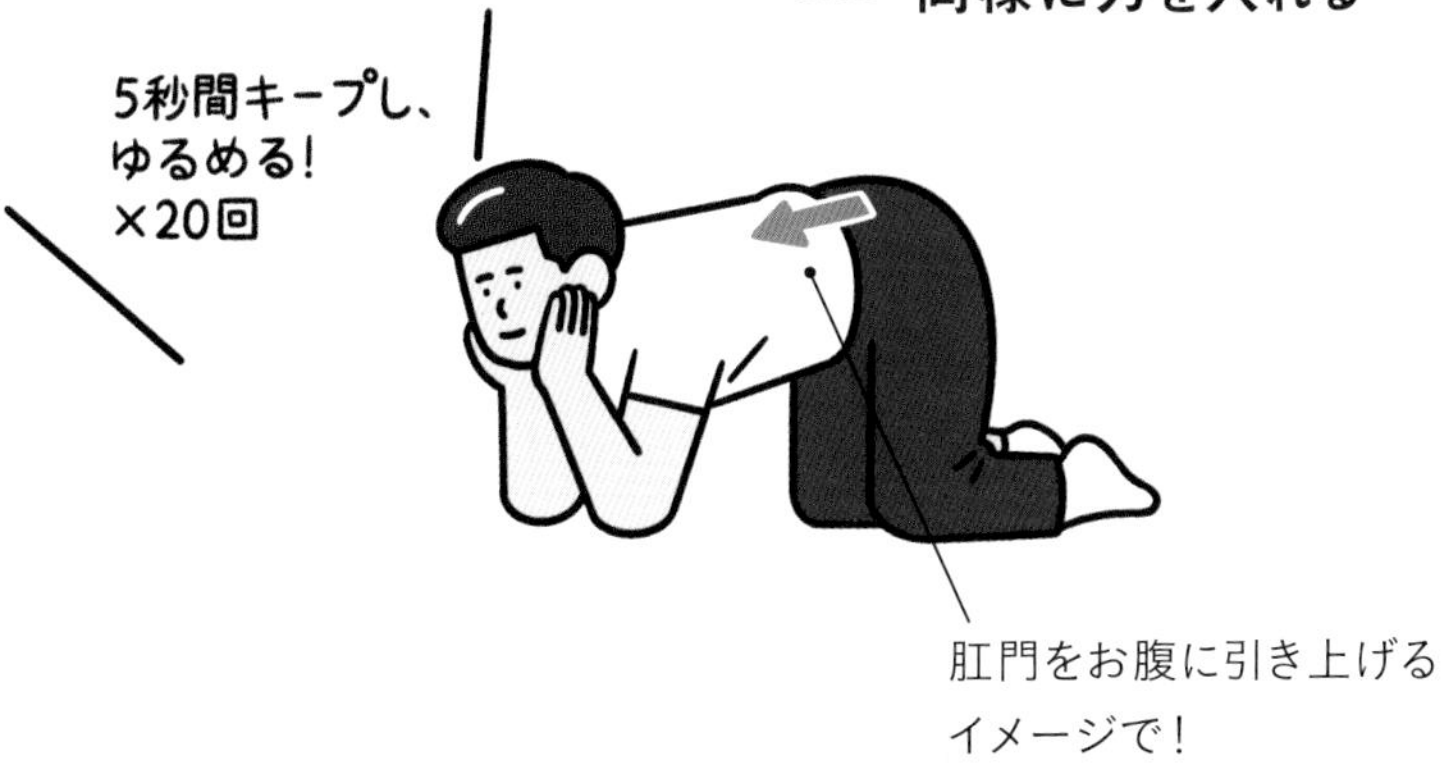
5秒間キープし、
ゆるめる!
×20回
肛門をお腹に引き上げる
イメージで！

31の腸活

運動編…4

腸ひねり体操

腸の不調は、腸が正しい位置にないことも原因のひとつ。特に横に向かう横行結腸と下に向かう下行結腸のつなぎ目は、便がたまりやすい場所。上半身をひねる動きを繰り返しながら、腸に対して直接刺激を与えることで、位置の修正を図ります。

1 イスに座って大きく息を吸う

2 背もたれ側に上半身をひねりながら大きく息を吐く

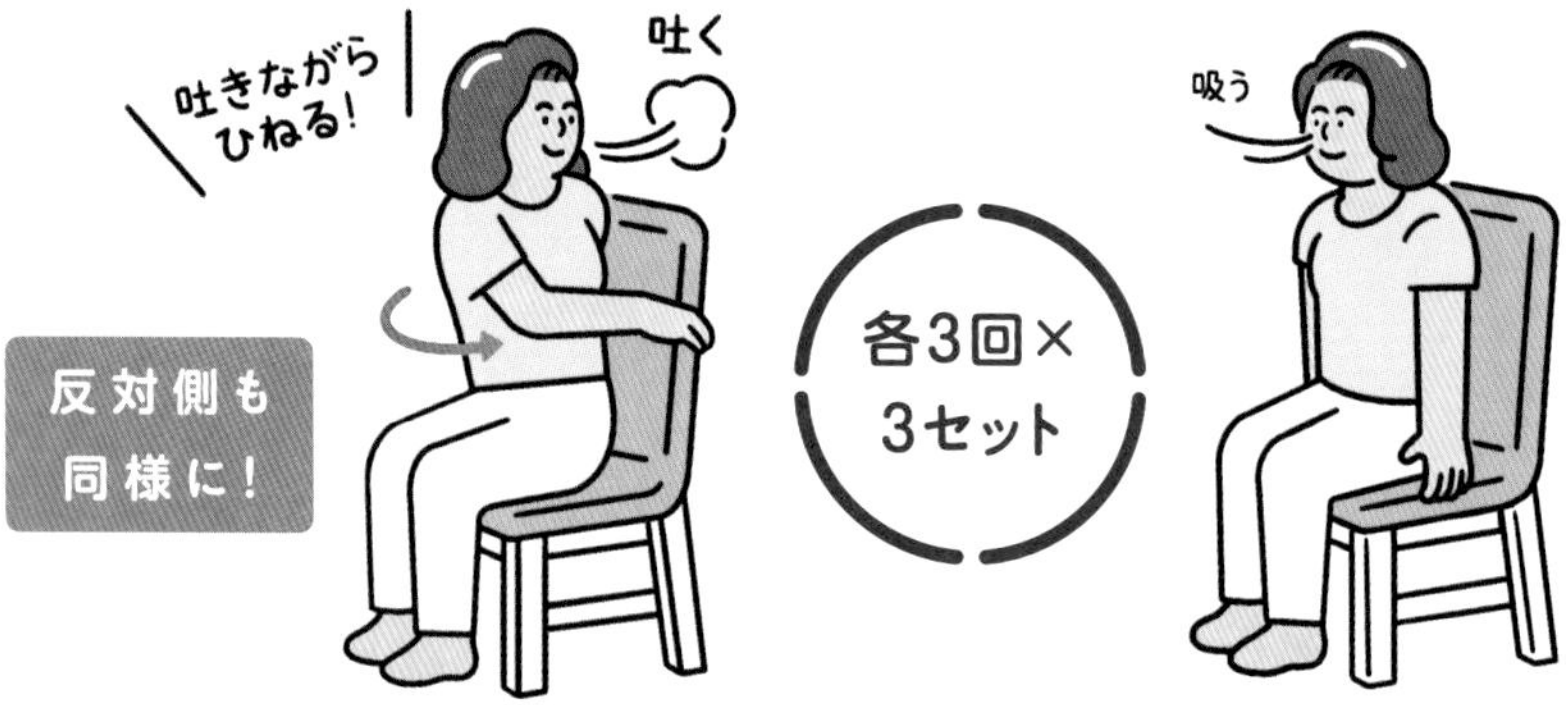

吐きながらひねる!
吐く
反対側も同様に!
各3回×3セット
吸う

〜立って行ってもOK〜

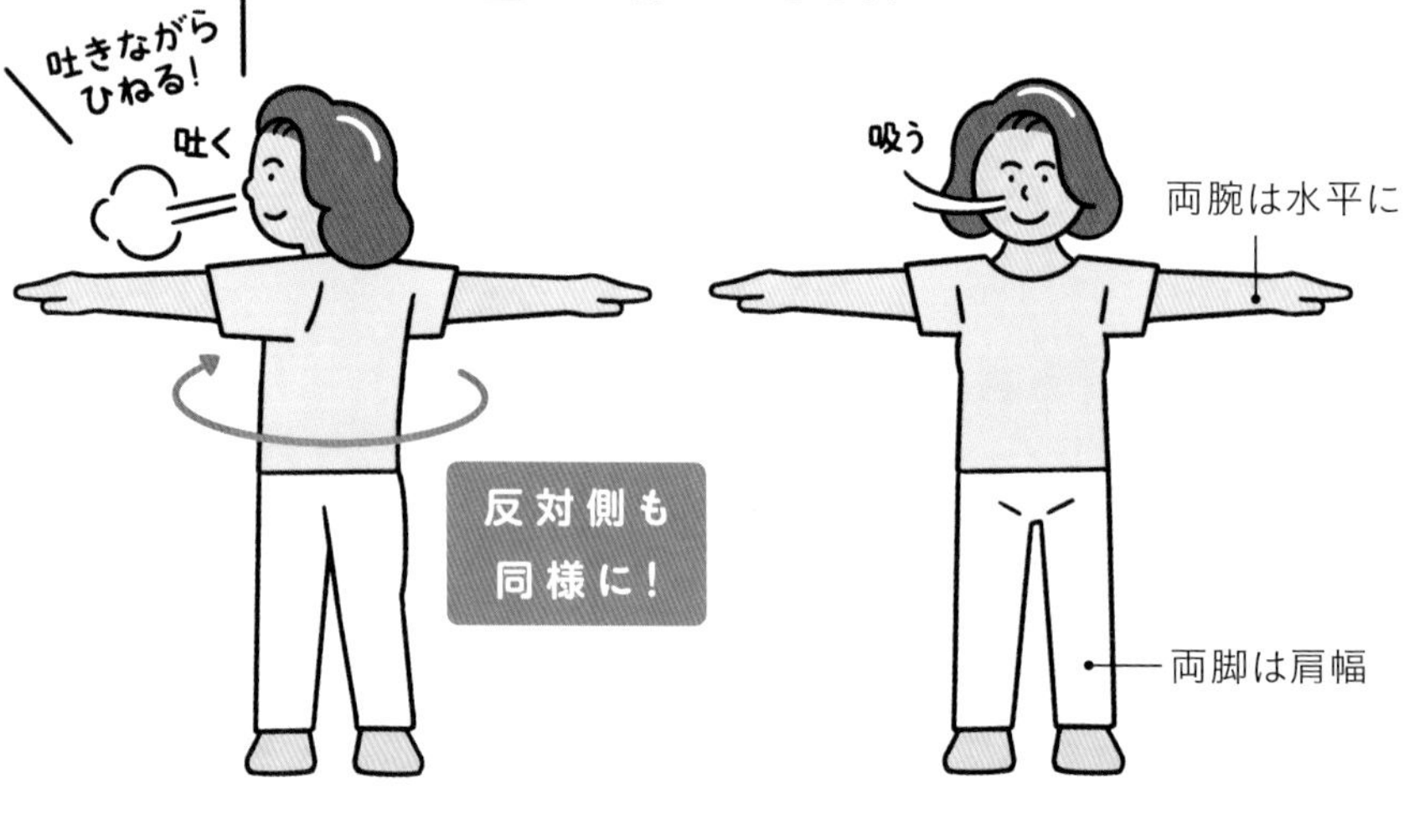

吐きながらひねる!
吐く
反対側も同様に!
吸う
両腕は水平に
両脚は肩幅

31の腸活　運動編…5

腸活スクワット

腸には、スクワットのような上下運動も効果的。大腸の近くを通る腸腰筋という筋肉が刺激されるため、便を押し出す力が向上します。さらに、筋肉からマイオカインというホルモンが分泌され、大腸がんの予防にも効果があるといわれています。

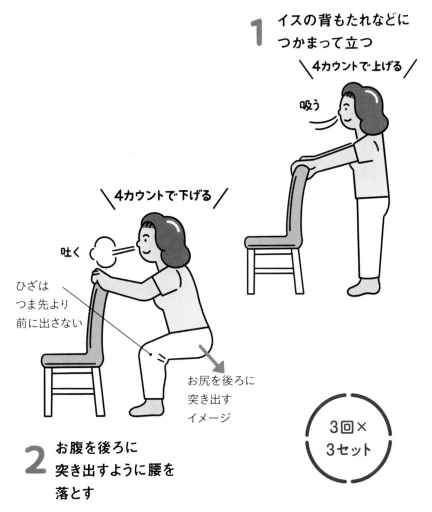

1　イスの背もたれなどにつかまって立つ

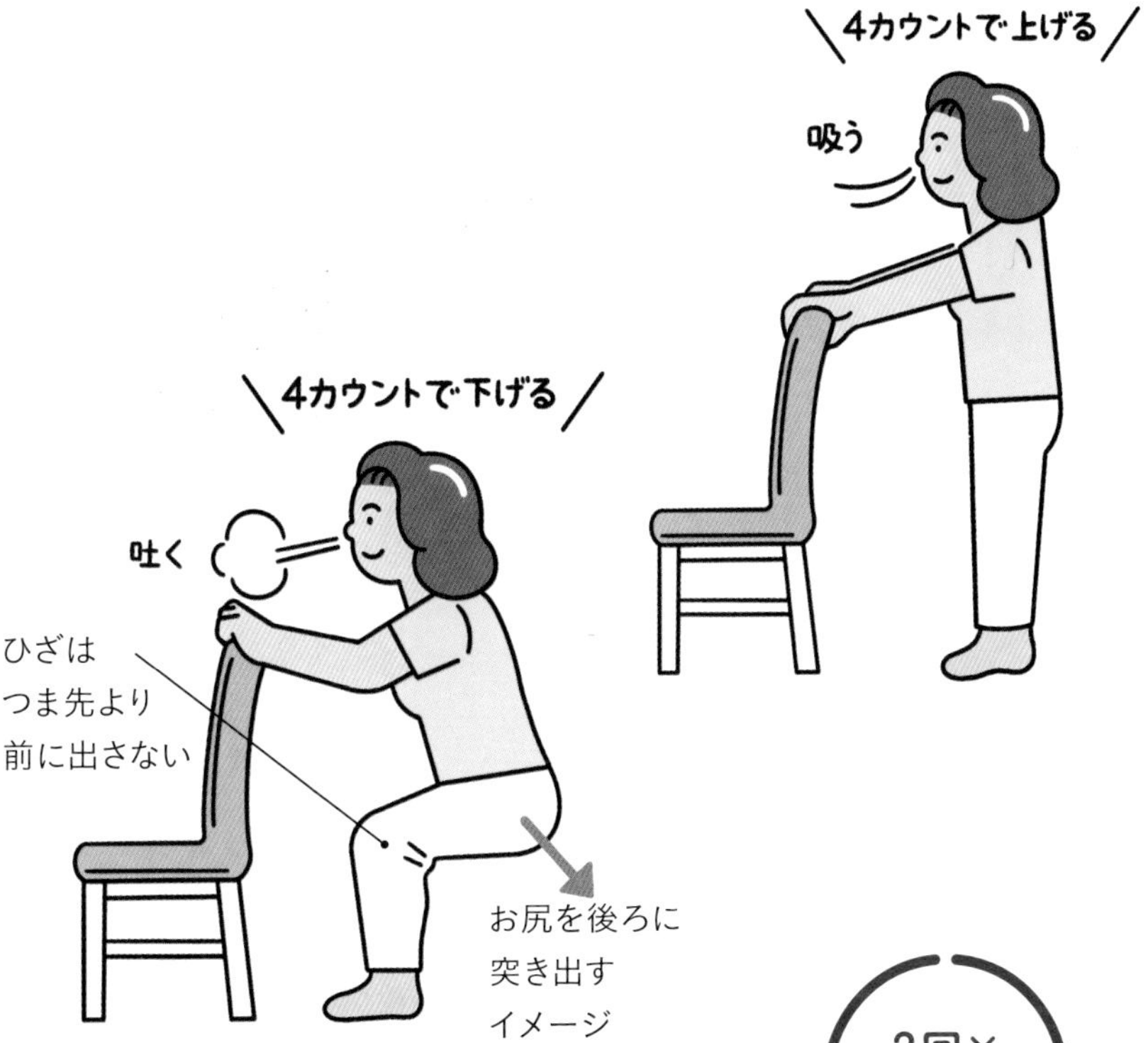
4カウントで上げる
吸う
4カウントで下げる
吐く
ひざは
つま先より
前に出さない
お尻を後ろに
突き出す
イメージ

2　お腹を後ろに突き出すように腰を落とす

3回×
3セット

可能ならイスなしで行う!

31の腸活

運動編…6

床ゴロゴロ運動

腸は平面ではなく、前後左右に立体的な構造をしています。そのため、便秘などの場合、一定の姿勢のままだと便が停滞しやすくなります。そこで、横になったり、回転したり、ゴロゴロ転がることで、腸内の便やガスを積極的に動かすことができます。

1 ベッドの上などにうつぶせになる

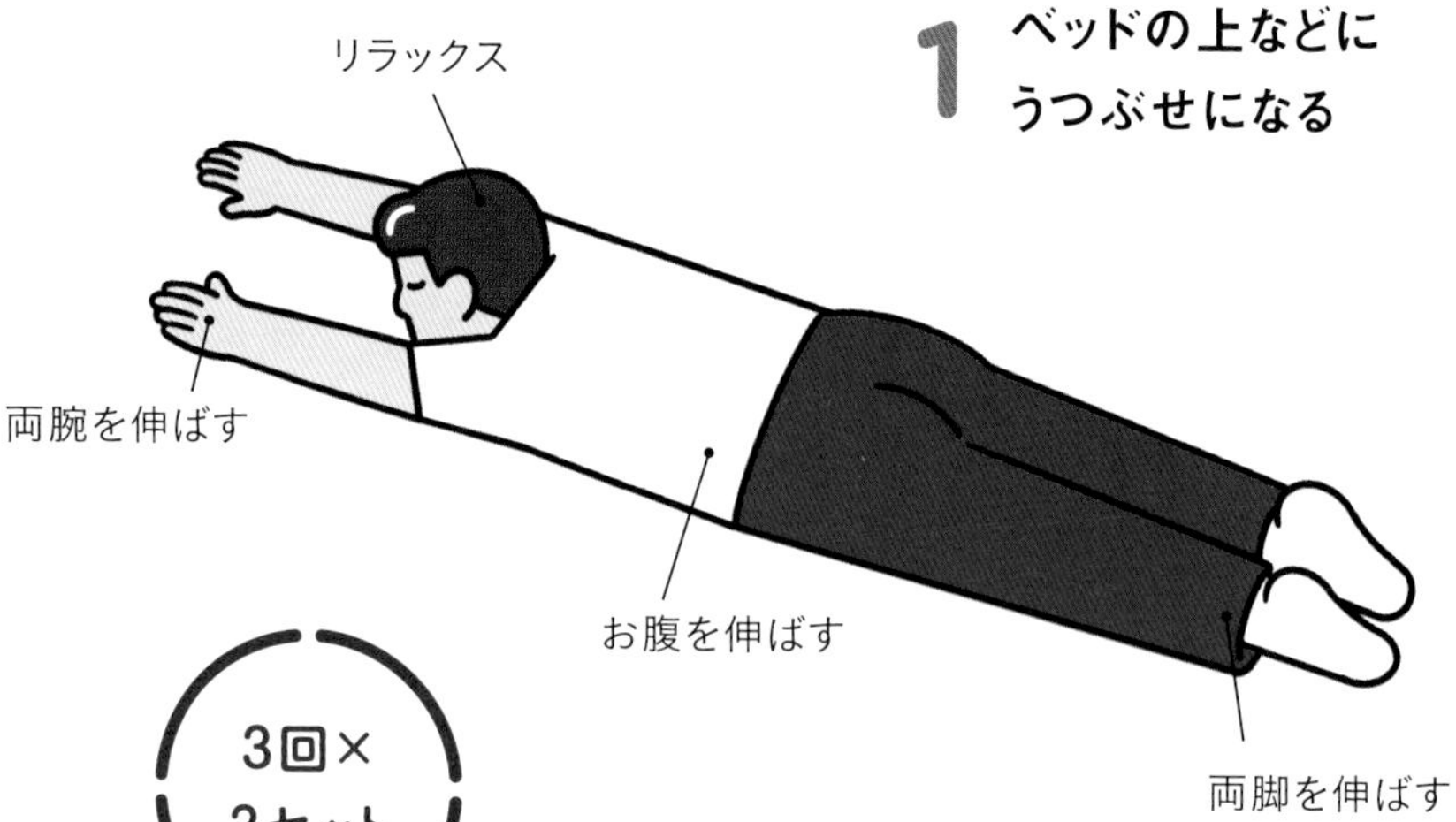

リラックス
両腕を伸ばす
お腹を伸ばす
両脚を伸ばす

3回×
3セット

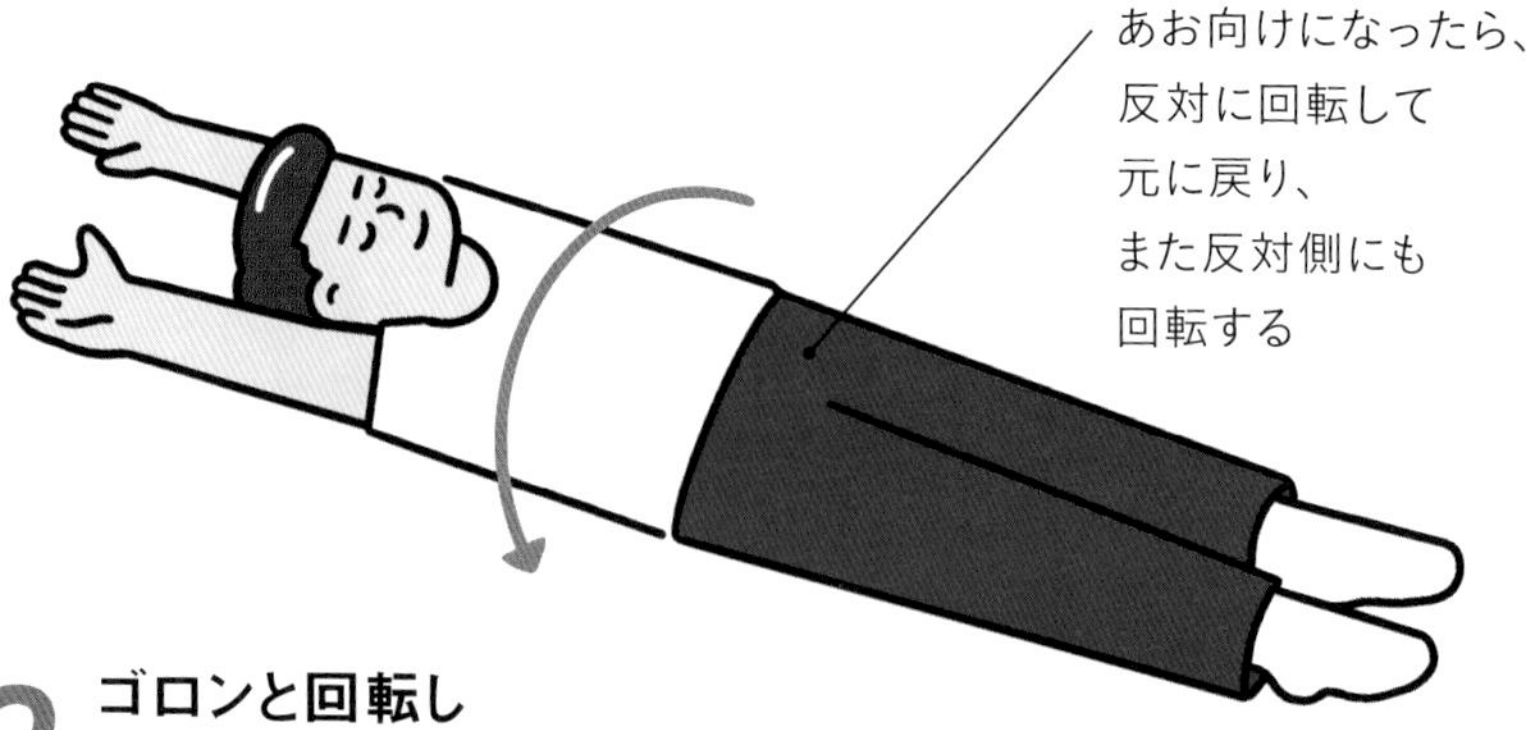

あお向けになったら、
反対に回転して
元に戻り、
また反対側にも
回転する

2 ゴロンと回転しあお向けになる

31の腸活　マッサージ編…1

ツボを押す

東洋医学のツボを押すことも、有効な腸活のひとつ。急な腹痛に効く「下痢点」や、腸の機能改善に役立つ「合谷」、心のストレスを緩和する「神門」といったツボを押すことで、不調にアプローチします。腹痛やストレスを感じたときに有効。

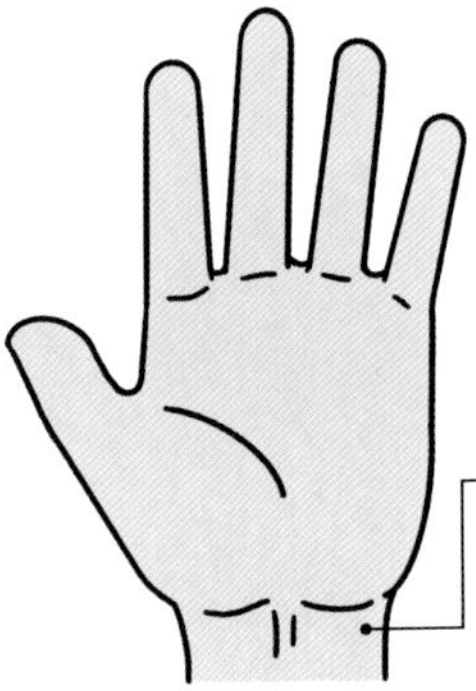

神門《しんもん》

手首の小指側のシワのあたりにあるツボ。心のストレスを和らげます。

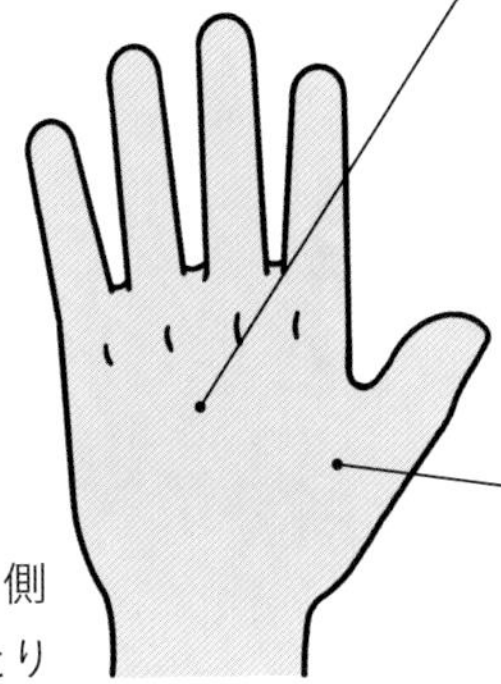

下痢点《げりてん》

手の甲の中指と薬指の骨のつなぎ目にあるツボ。急な腹痛のときに有効です。

合谷《ごうこく》

手の甲の親指と人差し指の骨のつなぎ目にあるツボ。腸の機能改善に効果があります。

それぞれのツボを各20秒ほど親指で圧をかける

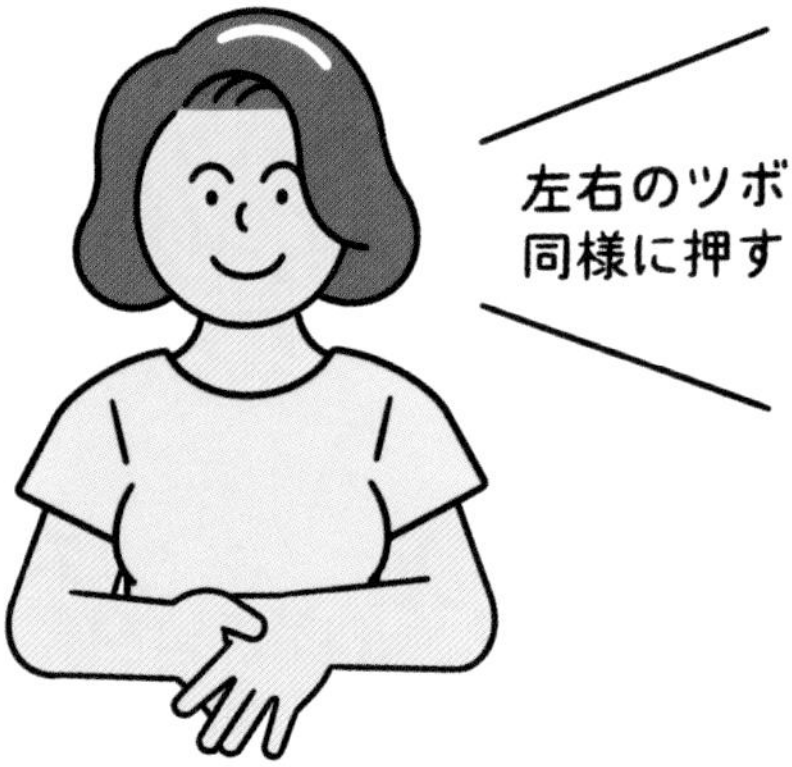

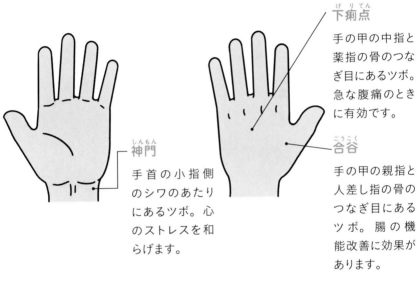

ストレスを感じたときやお腹が不調のときに押すのもおすすめ！

31の腸活

マッサージ編…2

「J」の字マッサージ

小腸から大腸への入り口「バウヒン弁」に向かって、小腸の流れに沿って「J」の字を描くようにマッサージする方法。腸への直接的な圧力は、しっかり腸に届くので、ぜん動運動のサポートになります。便秘の人には特におすすめです。

1 大腸の入り口「バウヒン弁」を見つける

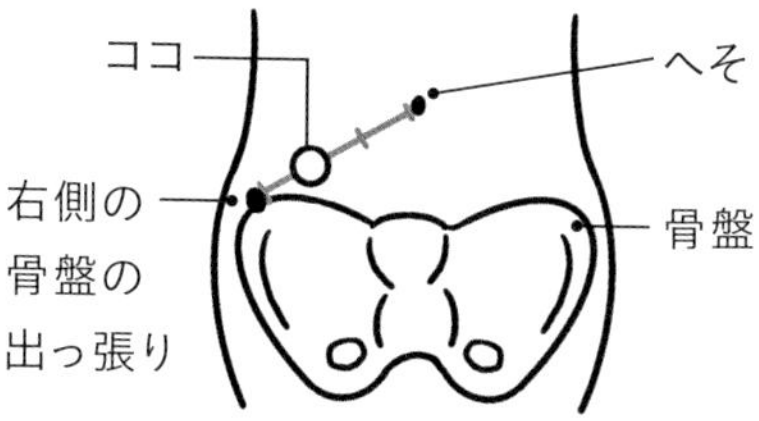
ココ
へそ
右側の骨盤の出っ張り
骨盤

バウヒン弁の見つけ方

右側の骨盤の出っ張りを見つけ、そこからへそを結んだ線を三等分。外側からひとつ目の位置がバウヒン弁。

2 右手はバウヒン弁、左手は肋骨下に当てる

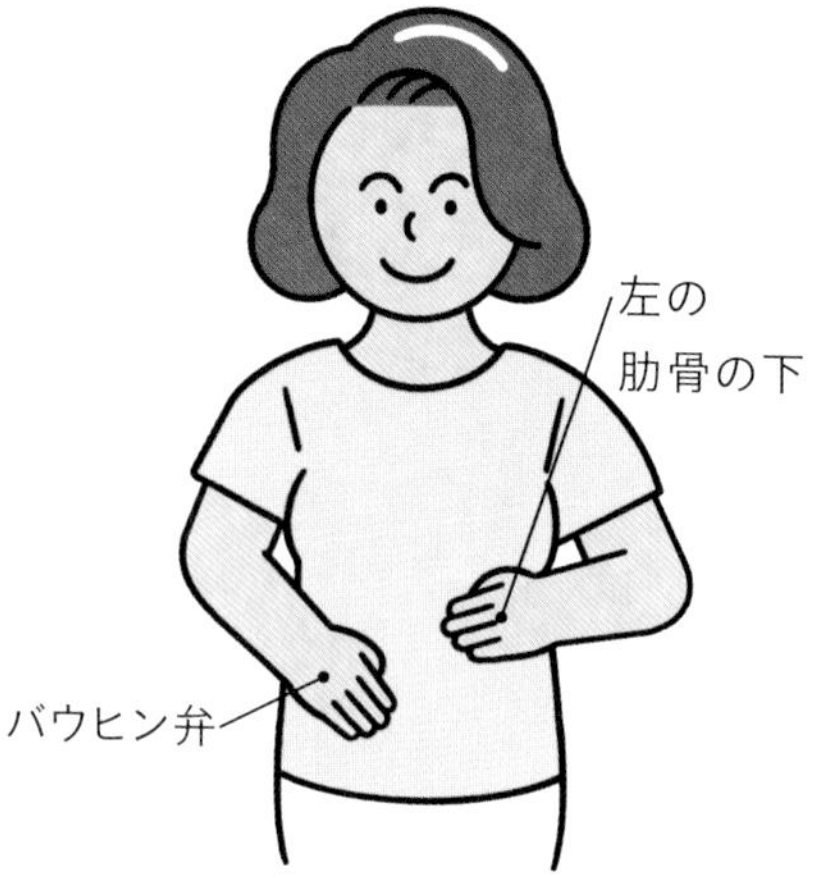
左の肋骨の下
バウヒン弁

3 左手でお腹を押しながらバウヒン弁に向かって「J」の字を描くようにマッサージ

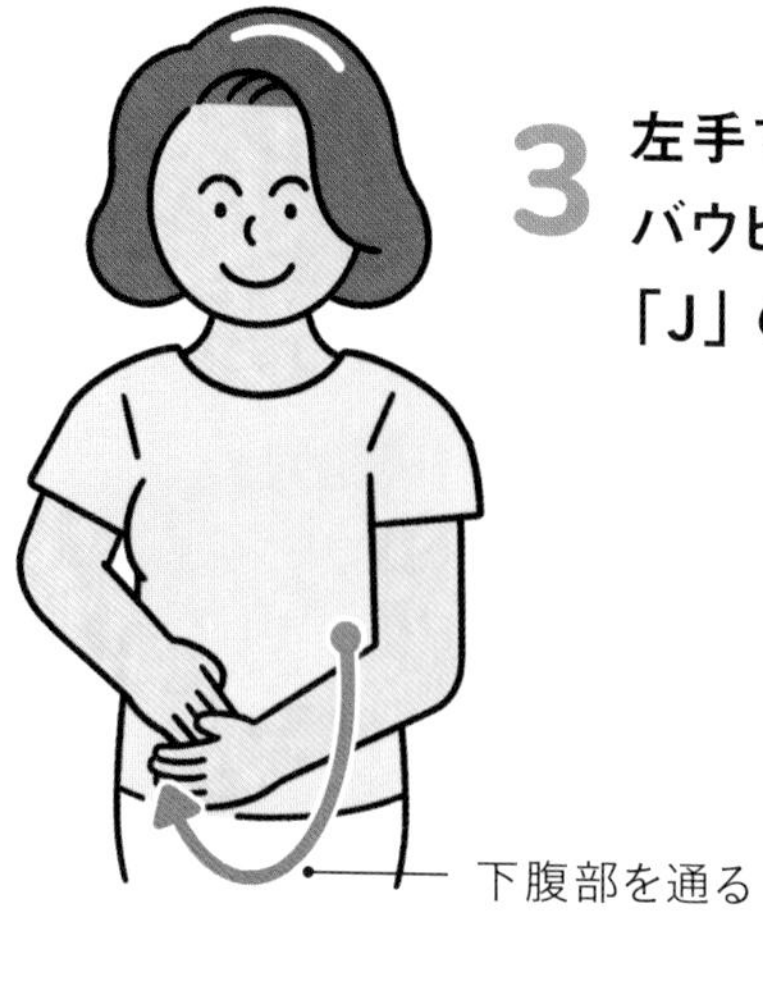
下腹部を通る

3回×
3セット

31の腸活

マッサージ編…3

「の」の字マッサージ

へそから指4本分上からスタートし、バウヒン弁を通り、大腸の位置に沿って「の」の字を描くようにマッサージする方法。小腸からバウヒン弁に向かって押し出しつつ、大腸の流れに沿って下腹部まで圧をかけていきます。排便を直接刺激で促進。

1　両手の先でへその指4本分上を押さえる

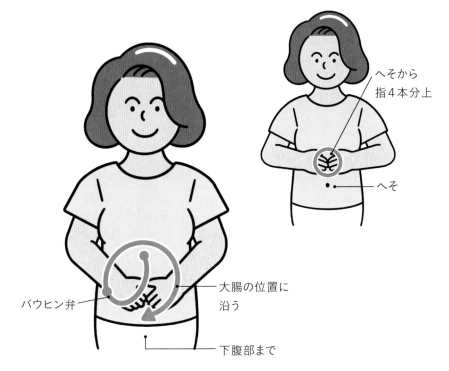

2　両手でお腹を押しながら「バウヒン弁」を通り、大腸に沿って「の」の字を描くようにマッサージ

3回×
3セット

31の腸活

マッサージ編…4

ガスだまりケアマッサージ

太もものつけ根を通る腸腰筋を刺激しながら、深呼吸による腸への内部圧力をかけます。腸を上下から押さえながら、上体を前傾させることで腸全体に圧をかけ、腸内のガスだまりを解消します。お腹に張りを感じるときにおすすめです。

1　イスに座り、太もものつけ根を両手の先で圧をかける

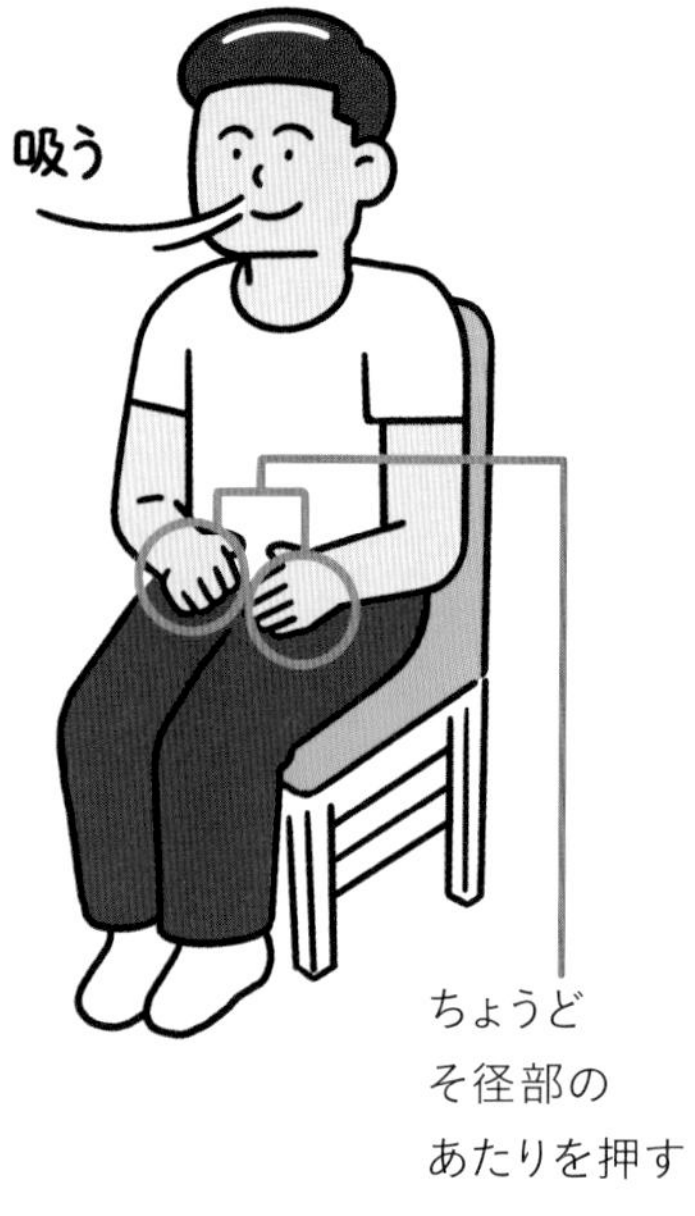
吸う
ちょうど
そ径部の
あたりを押す

3回×
3セット

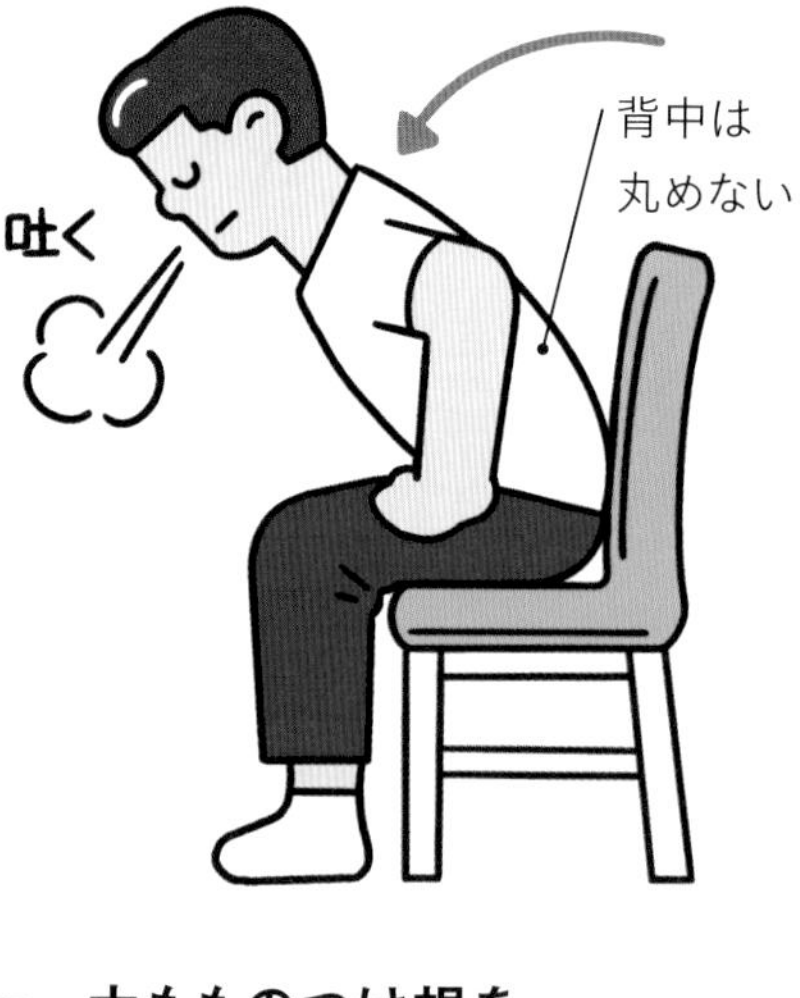
背中は
丸めない
吐く

2　太もものつけ根を押したまま上体を倒す

まいにち腸日記のトリセツ

腸日記は、どのように書けばいいのでしょう？
4つのステップに分けて、
腸日記の内容と具体的な書き方について解説します！

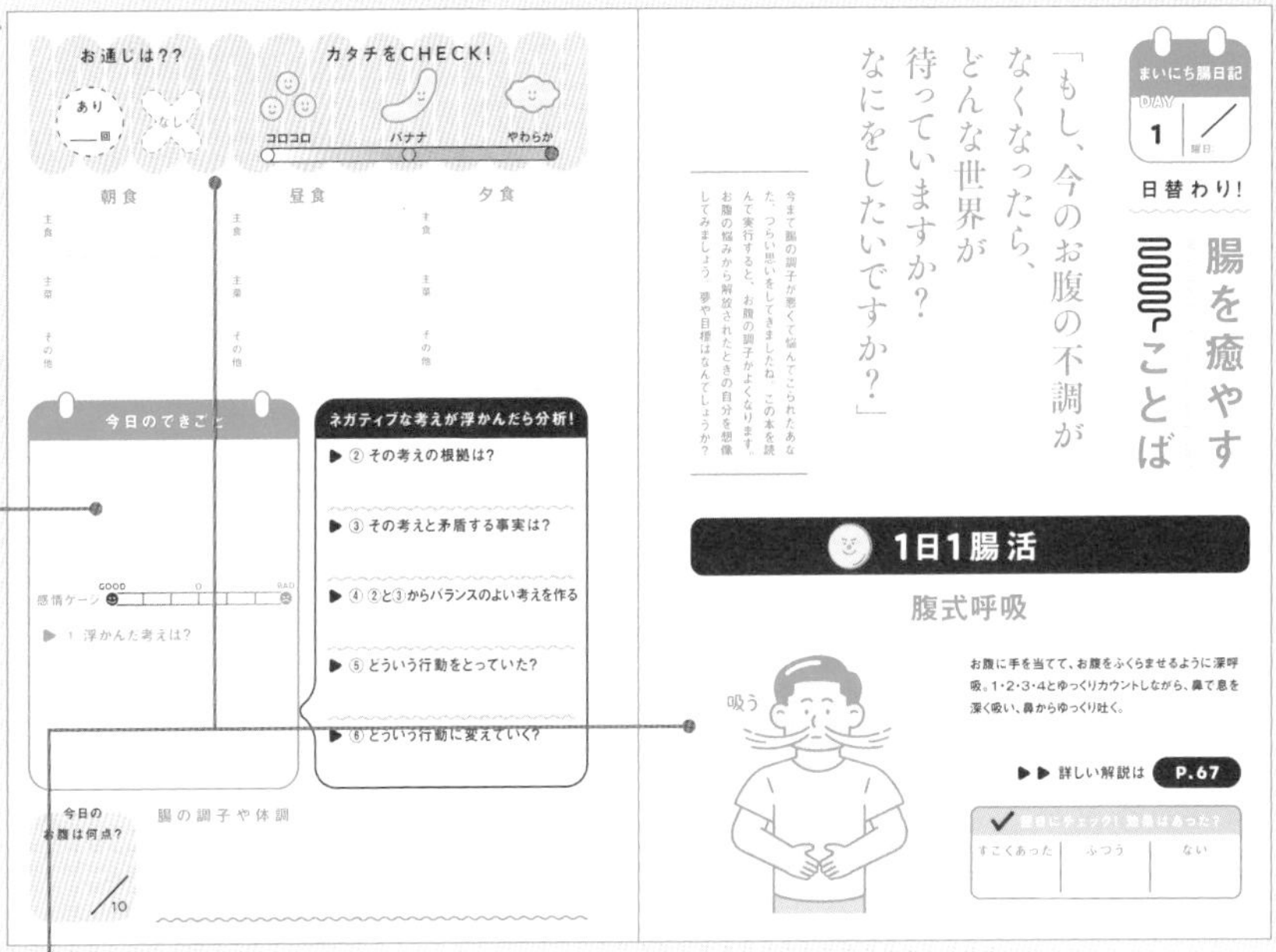

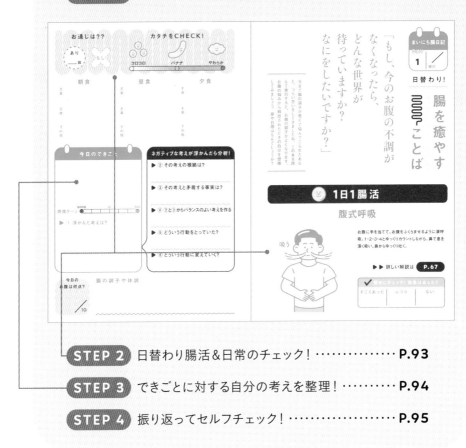

STEP 1 お腹の不調の全体像をつかむ!

腸日記は、脳腸相関のしくみと認知行動療法をベースに作成。それぞれの記述内容がどのように影響するのか、悪循環の全体像をつかんでおきましょう!

腸日記を書けば、心と腸が整う!

2 感情

そのときに生じた感情。

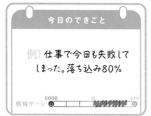

今日のできごと

例）仕事で今日も失敗してしまった。落ち込み80%

感情ゲージ GOOD 0 BAD

4 認知（自動思考）

そのとき自動的に頭に浮かんだ考え。

▶ 1 浮かんだ考えは?

例）上司に嫌われたんだ。自分はダメな人間だ。

5 分析

自動思考の根拠と反証を挙げ、バランスのとれた考えを導き出す。

▶ ② その考えの根拠は?
例）仕事でアドバイスをくれなかった。いつもはくれるのに。

▶ ③ その考えと矛盾する事実は?
例）上司は最近仕事がたまり、疲れて忙しいといっていた。

▶ ④ ②と③からバランスのよい考えを作る
例）上司の余裕がなかったからではないか。

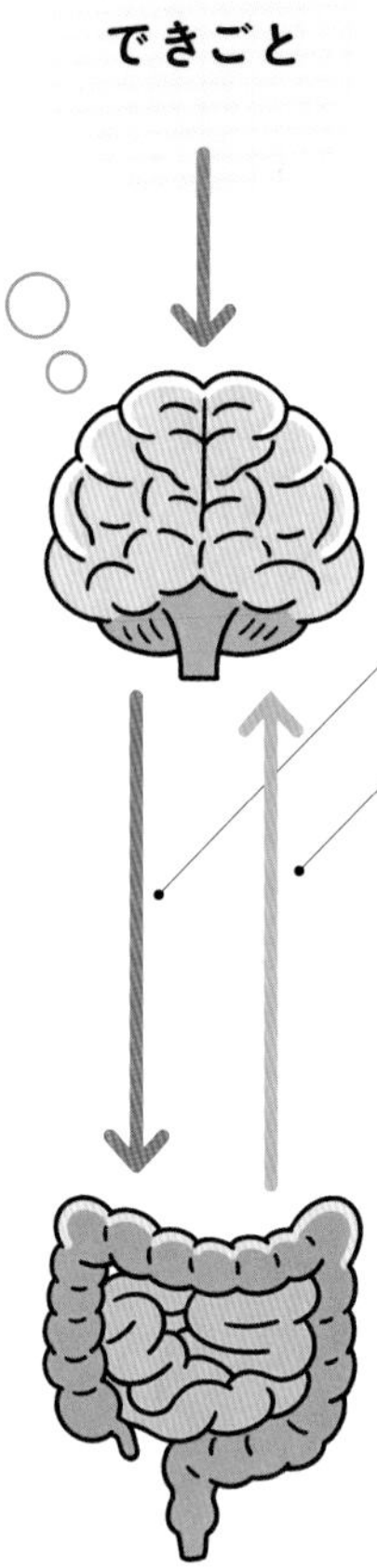

1 できごと

思うようにならないことや、気になった（不安、ストレスなど）できごと。

今日のできごと

例）仕事で今日も失敗してしまった。

感情ゲージ GOOD 0 BAD

脳腸相関 脳→腸

CRHなどのホルモンが関係する。

脳腸相関 腸→脳

腸は脳に影響する。

（頭がぼうっとするブレイン・フォグやうつ）

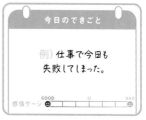

3 カラダの反応

そのときに起こったお腹や体の反応。

腸の調子や体調

例）お腹が急に痛んで下痢をした。

6 行動

そのときの対処行動と改善行動。

▶ ⑤ どういう行動をとっていた?
例）自信がなくなり、会社を休んだ。

▶ ⑥ どういう行動に変えていく?
例）上司が余裕のあるときに相談する。

ネガティブ思考になる人も大丈夫

4認知と6行動は変えられる!
この2つを変えて心と腸を整えよう!

STEP 2 日替わり腸活&日常のチェック!

日替わりメニューで腸をケアしながら、日常的に食事内容やお通じを記録することで、食生活や習慣とお腹の不調との関係性が見えてきます！

日替わりメニューで腸ケア

日記の右ページには、江田証先生の腸の改善に役立つ言葉や、日替わりの腸活メニューを掲載。毎日の日記が楽しくなります。

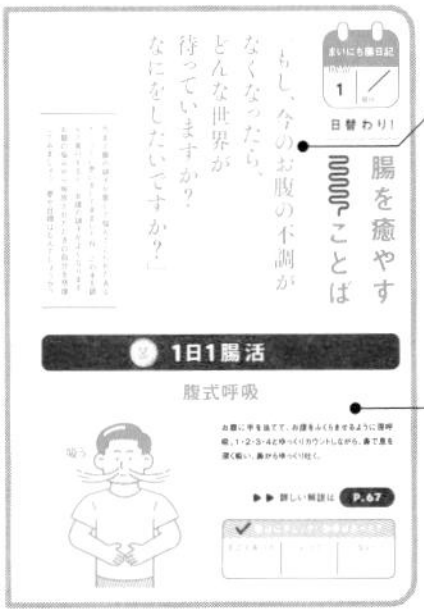

腸を癒やすことば
江田証先生が、医療の現場で多くの患者さんを励ましてきた「生のことば」。お腹の不調改善を後押ししてくれる。

1日1腸活
P64以降で解説した「31の腸活」から日替わりでセレクト。いろいろな方法を試して、自分に合う方法を見つけよう。

お通じを確認する

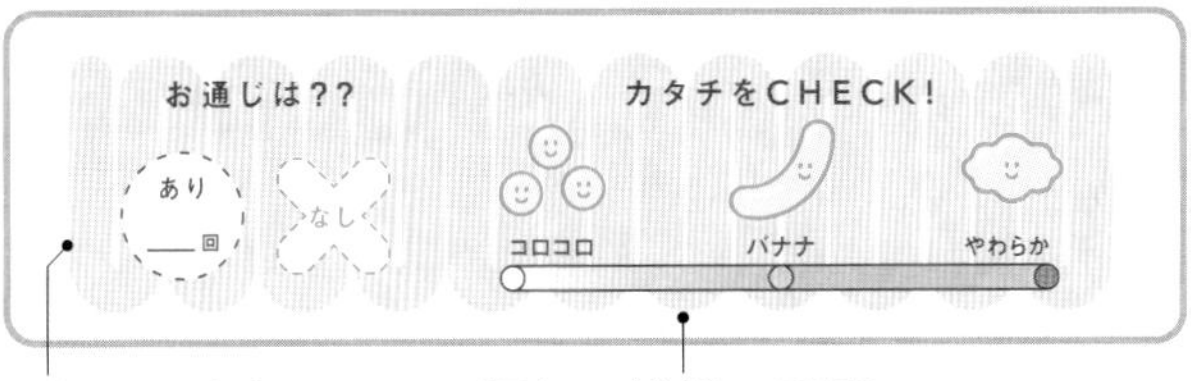

お通じの有無
あった場合は回数を書く。

お通じの状態の確認
硬め・やわらかめの度合いをゲージに記録。複数の場合は①②などと記す。

毎日のお通じを記録することで、後述の食事との関係や、できごとに対するストレスの影響などが見えてきます。

食事の内容を記録する

朝昼晩の3食の食事の内容を記載します。特に主食は小麦の影響（SIBOの疑い）が見えるので必ず。量をたくさんとる主菜までは最低限記録しましょう。

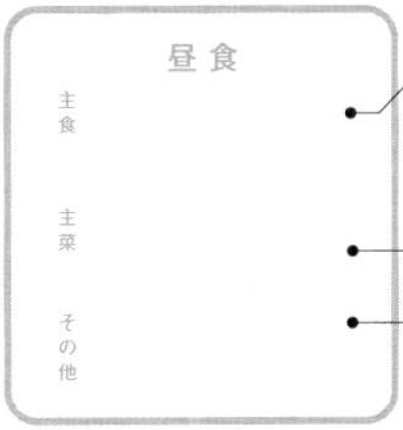

主食 ごはんやパン、そばといった主食として食べたものを記載

主菜 メインのおかずを記載

その他 副菜やデザート、ドリンクなどを記載

STEP 3 できごとに対する自分の考えを整理！

１日のなかで起こった「気になるできごと」と、それに対して自分がどんな気持ちになり、どんなことを考えたのかを記録し、客観的に理解しましょう！

浮かんだ考えを分析する

できごとに対して浮かんだ考え（自動思考）を客観的にとらえ、自分が極端な考え方をしていないか確認。思考のクセを整えましょう！

今日のできごと

例）仕事で今日も失敗してしまった。落ち込み80%

感情ゲージ GOOD 0 BAD

【できごと&感情は？】
気になったできごとと、そのとき浮かんだ感情を記録。感情はよい方向、悪い方向の度数ゲージでチェックします。自分の感情に気づくことが大切！

例）
A 自分が部屋に入ると、同僚たちが会話をやめた。
B 赤ちゃんが泣きやまず不安になった。
C 夫が話を聞いてくれずイライラした。

▶ ① 浮かんだ考えは？

例）上司に嫌われたんだ。自分はダメな人間だ。

【浮かんだ考えは？】
そのできごとに対し、パッと浮かんだ考え（自動思考）を書きます。

例）
A みんなに嫌われているんだ。
B 自分は母親失格だ。
C 夫は私に興味がない。

▶ ② その考えの根拠は？

例）仕事でアドバイスをくれなかった。いつもはくれるのに。

【その考えの根拠は？】
その考えを裏づける事実をできるだけ多く挙げます。弁護士が根拠を固めて主張を裏づけるイメージで。

例）
A 部屋でお弁当を食べようとすると全員退室した。
B 子どもが泣いているのに腹を立てている。
C 話しかけてもテレビに夢中。

▶ ③ その考えと矛盾する事実は？

例）上司は最近仕事がたまり、疲れて忙しいといっていた。

【その考えと矛盾する事実は？】
浮かんだ考えに対し、別の角度から見た事実（反証）を挙げます。もし、親しい友人が自分の立場ならどんな言葉をかけますか？

例）
A 自分は社会人らしく責任を果たしている。
B ほかの母親のことを知らない。失格かどうかわからない。
C 夫は最近忙しい様子。真剣に話せば聞いてくれる。

▶ ④ ②と③からバランスのよい考えを作る

例）上司の余裕がなかったからではないか。

【バランスのとれた考えを作る】
根拠と反証を分析し、現実にそくしたバランスのとれた考え（適応的思考）を検討します。

例）
A 時間が解決することもある。
B 母親失格かどうかほかの人の意見も聞いてみる。
C 自分に興味がないとは限らない。

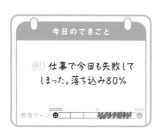

思考のクセを分析し、行動を変える

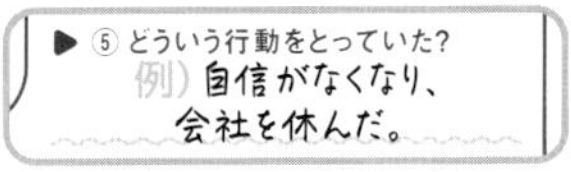
▶ ⑤ どういう行動をとっていた?
例）自信がなくなり、
会社を休んだ。

【どういう行動をとっていた?】

できごとが起こったとき、どういう行動をしていたかを書きます。

例） A些細な他人の態度で落ち込んでいた。 B泣く子どもに怒鳴ってしまった。
C夫に怒鳴った。

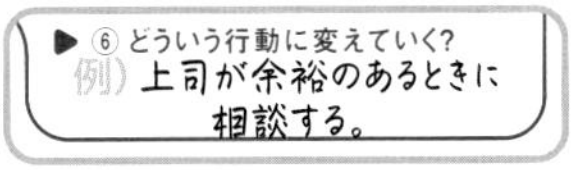
▶ ⑥ どういう行動に変えていく?
例）上司が余裕のあるときに
相談する。

【どういう行動に変えていく?】

バランスのとれた考え（適応的思考）のもと、どういう行動をしたらよいかできるだけ多く考えます。過去に役に立った行動なども参考に。

例） A周囲を観察し、証拠を集めてから冷静に判断する。 B自分の母親に話を聞いてもらう。
C休日のゆっくりした時間に話しかけてみる。

「できごと」の欄によいことを書くのもおすすめ！

嫌なことがなかったり、書くことがなかったりした場合、よかったことを書くというのがお腹の改善に有効です。些細なことでもよかったことを3つ挙げ、それに感謝すると、医学的に効果があることが実証されています。

STEP 4 振り返ってセルフチェック！

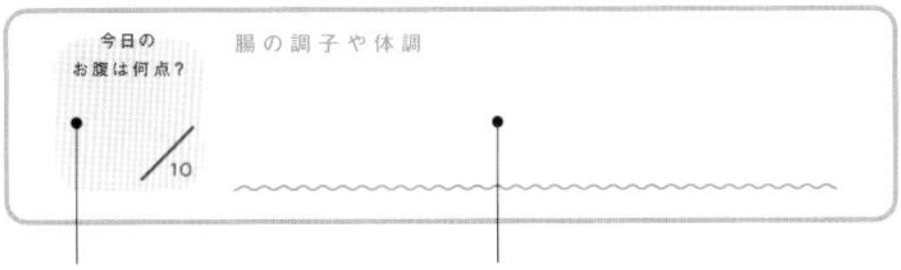
今日の
お腹は何点?
/10
腸の調子や体調

1日のお腹の調子を10点満点で評価する

お腹の調子や体調について書く

1日を振り返り、お腹の調子や体調を記録しながら10点満点の基準で点数をつけます。また、日記の終わりに1週間ごとの振り返りページも。日記を見ながら1週間の自分を客観的に分析し、改善策なども考えてみましょう。

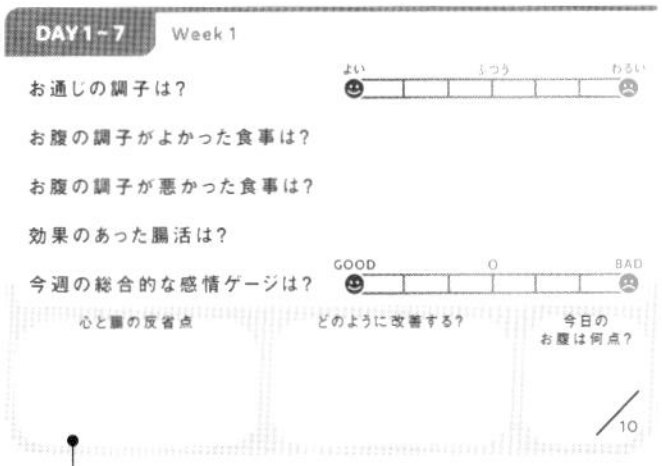
DAY1～7
Week 1
お通じの調子は?
よい
ふつう
わるい
お腹の調子がよかった食事は?
お腹の調子が悪かった食事は?
効果のあった腸活は?
今週の総合的な感情ゲージは?
GOOD
0
BAD
心と腸の反省点
どのように改善する?
今日の
お腹は何点?
/10

1日の振り返りと同じく、1週間ごとに振り返りセルフチェックする

江田 証（えだ・あかし）

1971年、栃木県に生まれる。医学博士。江田クリニック院長。日本消化器病学会奨励賞受賞。自治医科大学大学院医学研究科修了。日本消化器病学会専門医。日本消化器内視鏡学会専門医。米国消化器病学会（AGA）インターナショナルメンバーを務める。消化器系がんに関連するCDX2遺伝子がピロリ菌感染胃炎で発現していることを世界で初めて米国消化器病学会で発表し、英文誌の巻頭論文として掲載。毎日、全国から来院する患者さんを胃内視鏡、大腸内視鏡で診察し、改善させることを生きがいにしているカリスマ消化器専門医。テレビ、ラジオ、雑誌などマスコミに頻繁に取り上げられ、わかりやすい解説に人気がある。著書には『新しい腸の教科書 健康なカラダは、すべて腸から始まる』（池田書店）、『腸内細菌の逆襲 お腹のガスが健康寿命を決める』（幻冬舎）、『パン・豆類・ヨーグルト・りんごを食べてはいけません』（さくら舎）、『なぜ、胃が健康な人は病気にならないのか？』（PHP文庫）、『小腸を強くすれば病気にならない』（インプレス）など、多数。

編集	千葉慶博（KWC）
本文デザイン	三森健太（JUNGLE）
本文イラスト	FUJIKO
DTP	株式会社明昌堂
校正協力	株式会社聚珍社

3週間でお腹が整う まいにち腸日記

著　者　江田証
発行者　池田士文
印刷所　図書印刷株式会社
製本所　図書印刷株式会社
発行所　株式会社池田書店
〒162-0851
東京都新宿区弁天町43番地
電話 03-3267-6821（代）

落丁・乱丁はお取り替えいたします。

ISBN 978-4-262-12366-0

［本書内容に関するお問い合わせ］
書名、該当ページを明記の上、郵送、FAX、または当社ホームページお問い合わせフォームからお送りください。なお回答にはお時間がかかる場合がございます。電話によるお問い合わせはお受けしておりません。また本書内容以外のご質問などにもお答えできませんので、あらかじめご了承ください。
FAX：03-3235-6672
お問い合わせフォーム：当社ホームページから
https://www.ikedashoten.co.jp/

21000004

DIARY

*30*days

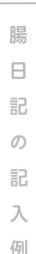

腸日記の記入例

腸日記には、お通じや食事、日々の出来事や思ったことを書きます。
「腸日記」は、認知行動療法という心理療法がベース。心を整えて、腸を整えます。
実際の過敏性腸症候群の治療でもその有効性が実証されています。

お通じは??

あり 2 回

なし

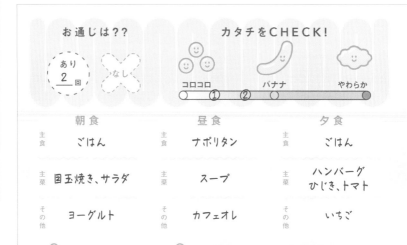

カタチをCHECK!

コロコロ　①　②　バナナ　やわらか

	朝食	昼食	夕食
主食	ごはん	ナポリタン	ごはん
主菜	目玉焼き、サラダ	スープ	ハンバーグ ひじき、トマト
その他	ヨーグルト	カフェオレ	いちご

今日のできごと

前から行きたかった
レストランに行った

感情ゲージ GOOD　0　BAD

▶ ① 浮かんだ考えは?

素敵なお店で
料理もおいしかった

良い事だけが起こった人は、「できごと」だけ書けばOK!

今日のできごと

仕事でミスしちゃった!
上司に厳しくされた

GOOD　0　BAD

かんだ考えは?

けっこうヘコんだ(80%)
きっと上司に
嫌われているんだ

ネガティブな考えが浮かんだら分析!

▶ ② その考えの根拠は?

自分だけキツイ口調で指摘された

▶ ③ その考えと矛盾する事実は?

上司のスケジュールを見ると、
一日打ち合わせの連続だった

▶ ④ ②と③からバランスのよい考えを作る

嫌われたと思い込むのはいきすぎ

▶ ⑤ どういう行動をとっていた?

上司をなんとなく避けてしまう

▶ ⑥ どういう行動に変えていく?

明日、自分からあいさつしよう
上司に余裕があるときに相談しよう

今日のお腹は何点?

6/10

腸の調子や体調

お通じは良好。でもガスがたまってつらい。
肌が荒れてきた。甘いもの食べ過ぎたかも。

ネガティブな考えが浮かんだ人は、その考えを分析して心を整えましょう。

詳しい書き方は、本書91ページの「まいにち腸日記のトリセツ」をお読みください。

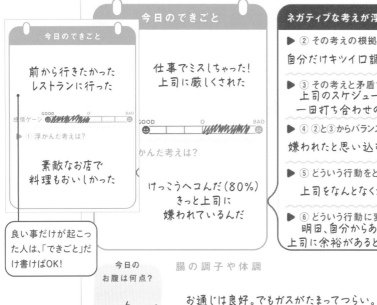

まいにち腸日記

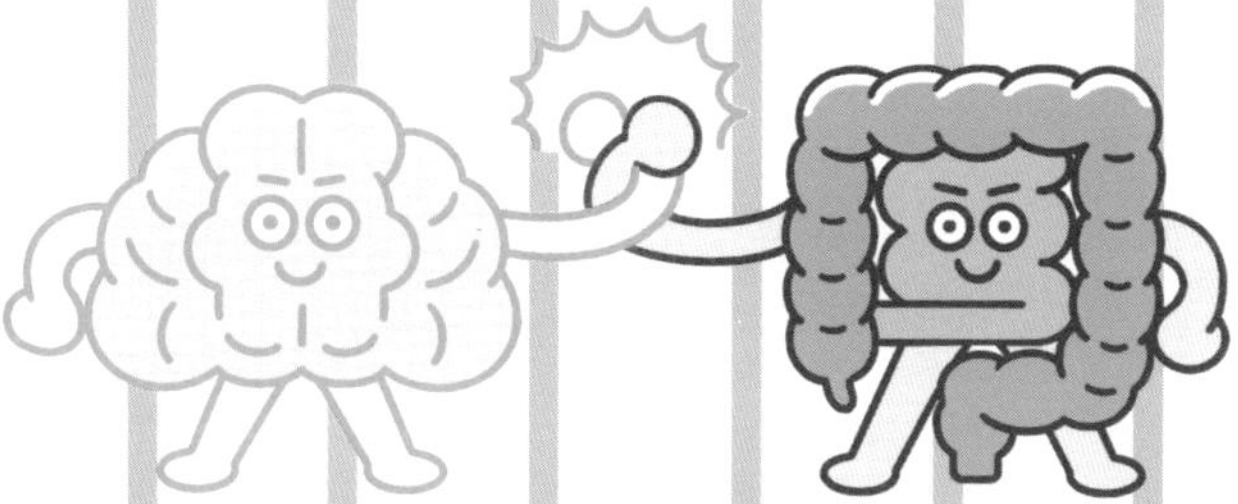

Everyday
Intestinal
Diary

まいにち腸日記

DAY 1　／　曜日:

日替わり!

腸を癒やすことば

「もし、今のお腹の不調がなくなったら、どんな世界が待っていますか？なにをしたいですか？」

今まで腸の調子が悪くて悩んでこられたあなた、つらい思いをしてきましたね。この本を読んで実行すると、お腹の調子がよくなります。お腹の悩みから解放されたときの自分を想像してみましょう。夢や目標はなんでしょうか？

1日1腸活

腹式呼吸

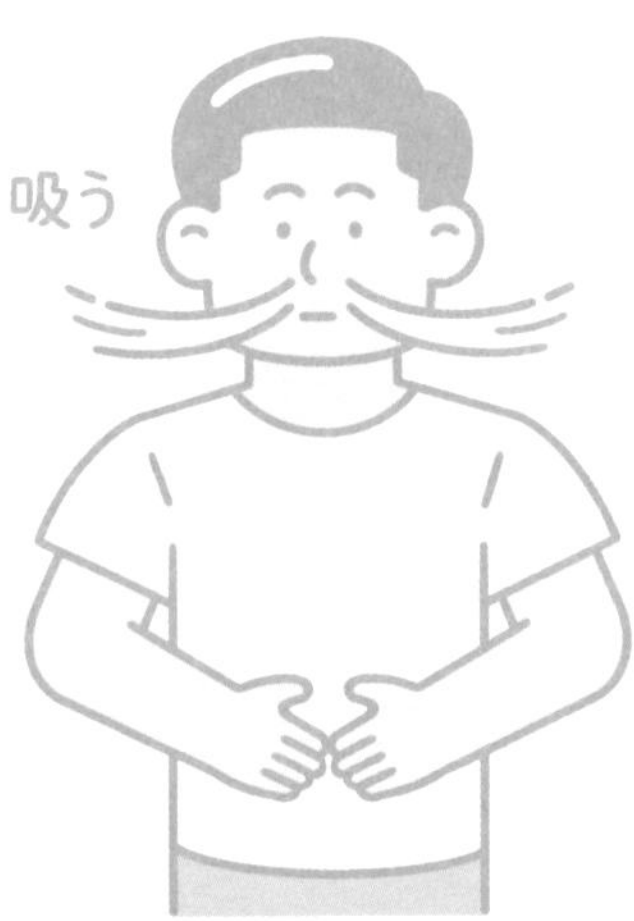

お腹に手を当てて、お腹をふくらませるように深呼吸。1・2・3・4とゆっくりカウントしながら、鼻で息を深く吸い、鼻からゆっくり吐く。

▶▶ 詳しい解説は P.67

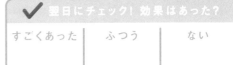

✔ 翌日にチェック！ 効果はあった？

すごくあった	ふつう	ない

お通じは??

あり ____回

なし

カタチをCHECK!

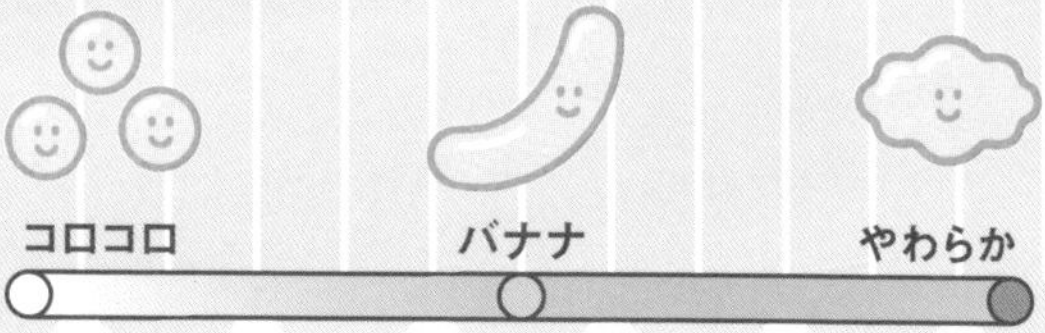

朝食

主食

主菜

その他

昼食

主食

主菜

その他

夕食

主食

主菜

その他

今日のできごと

感情ゲージ GOOD 0 BAD

▶ ① 浮かんだ考えは?

ネガティブな考えが浮かんだら分析!

▶ ② その考えの根拠は?

▶ ③ その考えと矛盾する事実は?

▶ ④ ②と③からバランスのよい考えを作る

▶ ⑤ どういう行動をとっていた?

▶ ⑥ どういう行動に変えていく?

今日の
お腹は何点?

／10

腸の調子や体調

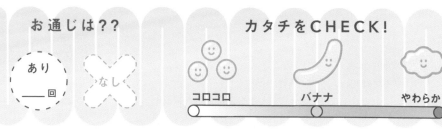

まいにち腸日記

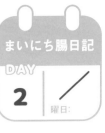

DAY 2 ／ 曜日:

日替わり!

腸を癒やすことば

「真の腸活は考えを整えることから始まります。自分の腸を自分でコントロールする力を持てます」

腸と脳はつながっており、「腸活」するには脳を整えることが先決。ストレスや他人に左右されない強い腸をつくっていきましょう。自分で腸をコントロールできるようになり、自己効力感が高まります。

1日1腸活

発酵食品を食べる

今日1日、ヨーグルトや納豆、チーズ、みそなどの発酵食品を食べてみます。その結果、お腹の調子や便の状態を確認し、もし不調ならばSIBO（P42）の可能性を疑いましょう。

▶▶ 詳しい解説は P.69

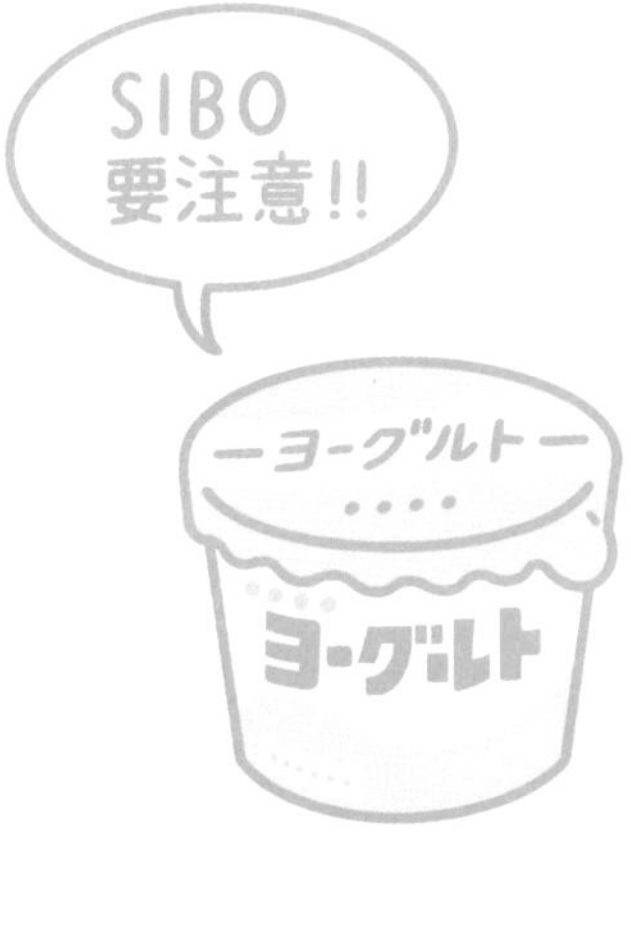

✓ 翌日にチェック! 効果はあった?

すごくあった	ふつう	ない

お通じは??

あり ____回

なし

カタチをCHECK!

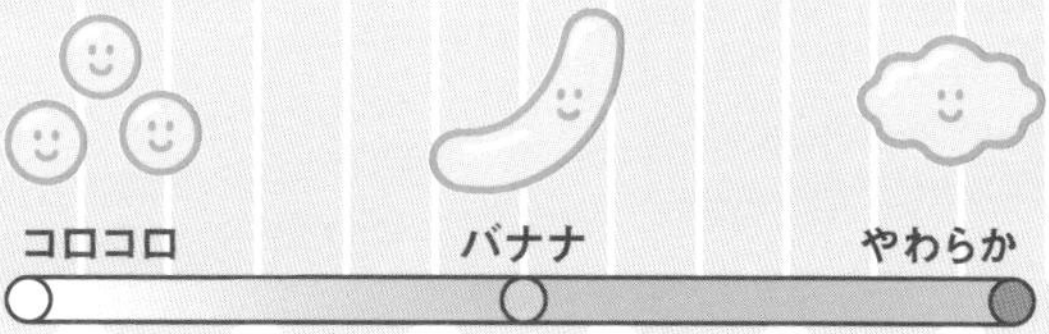

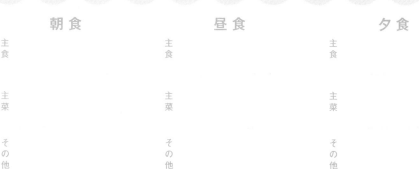

朝食

主食

主菜

その他

昼食

主食

主菜

その他

夕食

主食

主菜

その他

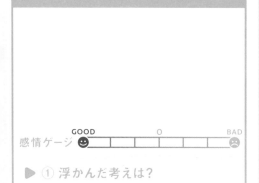

今日のできごと

感情ゲージ GOOD 0 BAD

▶ ① 浮かんだ考えは?

ネガティブな考えが浮かんだら分析!

▶ ② その考えの根拠は?

▶ ③ その考えと矛盾する事実は?

▶ ④ ②と③からバランスのよい考えを作る

▶ ⑤ どういう行動をとっていた?

▶ ⑥ どういう行動に変えていく?

今日のお腹は何点?

/10

腸の調子や体調

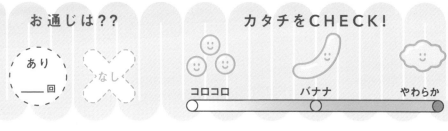

まいにち腸日記

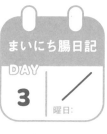

DAY 3 ／

曜日:

日替わり!

腸を癒やすことば

「"自分カルテ"でうまくいく！ 自分のお腹の主治医になって、科学者のようにデータを集めよう」

あなたの腸が悲鳴をあげたとき、どんな考えやイメージが脳に浮かんだでしょうか？ どんな気分や感情が出てきましたか？ 自分を自分で変えるために、自己観察（セルフモニタリング）をして、データとして記録しましょう。

1日1腸活

座りっぱなしを避ける

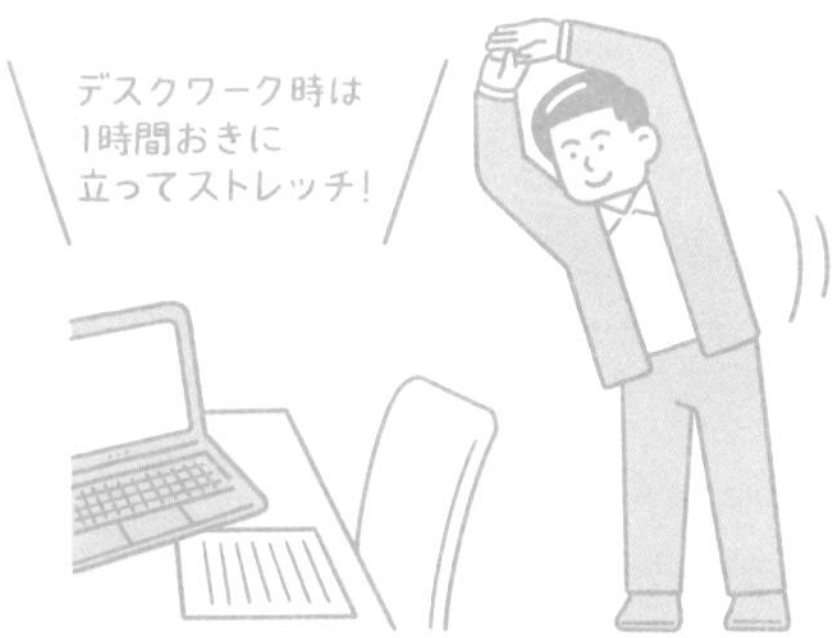
デスクワーク時は
1時間おきに
立ってストレッチ!

デスクワークなどで1日中座りっぱなしの場合、1時間ごとに歩いたり、ストレッチをしたりして、軽くカラダや腸の緊張をほぐしましょう。

▶▶ 詳しい解説は P.79

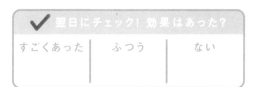

✔ 翌日にチェック! 効果はあった?

すごくあった	ふつう	ない

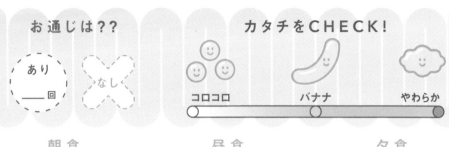

お通じは??

あり ＿＿回

なし

カタチをCHECK!

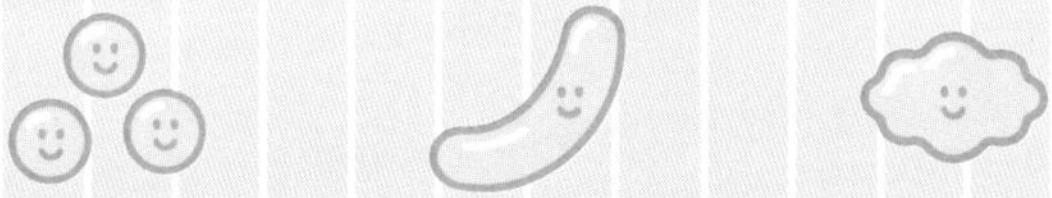

コロコロ　バナナ　やわらか

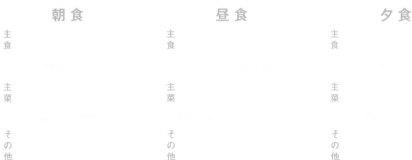

朝食

主食

主菜

その他

昼食

主食

主菜

その他

夕食

主食

主菜

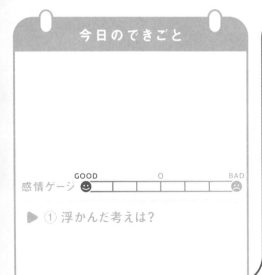

その他

今日のできごと

感情ゲージ GOOD 0 BAD

▶ ① 浮かんだ考えは?

ネガティブな考えが浮かんだら分析!

▶ ② その考えの根拠は?

▶ ③ その考えと矛盾する事実は?

▶ ④ ②と③からバランスのよい考えを作る

▶ ⑤ どういう行動をとっていた?

▶ ⑥ どういう行動に変えていく?

今日のお腹は何点?

／10

腸の調子や体調

まいにち腸日記

DAY 4 ／ 曜日:

日替わり!

腸を癒やすことば

「腸を乱している【悪循環】の全体像をつかみましょう。自分をよく知れば必ずうまくいきます」

※P92の図を見て全体像をつかみましょう。

腸の不調の地図をつくりましょう。お腹の調子がひどかったときをよく思い浮かべ、どんなストレスか、どんな感情になったか、どんな体の変化が起きたか、どんな考えが浮かんだか、なにをしたか、分析してみましょう。

1日1腸活

骨盤底筋群トレーニング

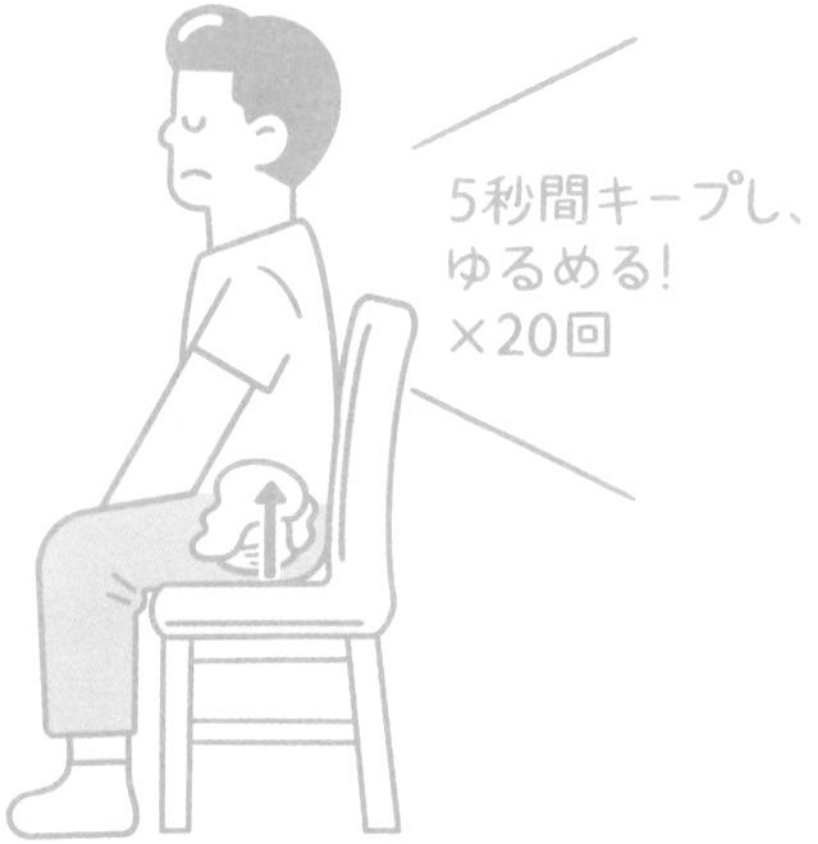

イスに座り、肛門をお腹のなかに向かって、引き上げるように力を入れます。5秒間キープし、ゆるめるという反復を20回、1日3セットを目標にやってみましょう。

▶▶ 詳しい解説は P.83

✓ 翌日にチェック! 効果はあった?

すごくあった	ふつう	ない

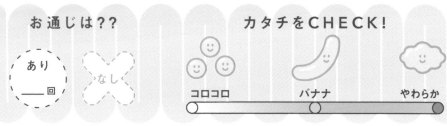

お通じは??

あり ＿＿回

なし

カタチをCHECK!

コロコロ　バナナ　やわらか

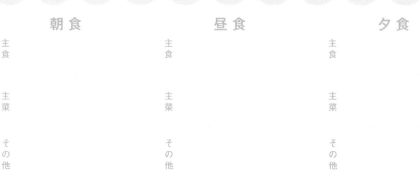

朝食	昼食	夕食
主食	主食	主食
主菜	主菜	主菜
その他	その他	その他

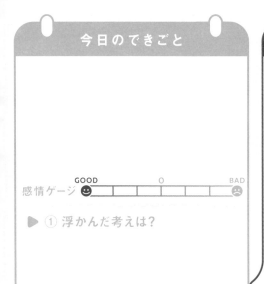

今日のできごと

感情ゲージ GOOD　0　BAD

▶ ① 浮かんだ考えは?

ネガティブな考えが浮かんだら分析!

▶ ② その考えの根拠は?

▶ ③ その考えと矛盾する事実は?

▶ ④ ②と③からバランスのよい考えを作る

▶ ⑤ どういう行動をとっていた?

▶ ⑥ どういう行動に変えていく?

今日のお腹は何点?

／10

腸の調子や体調

まいにち腸日記

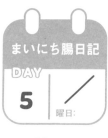

DAY 5 ／ 曜日:

日替わり!

腸を癒やすことば

「日記をつけると
腸が整う!
日記をつけると
腸の症状もとれ、血圧は
下がり、痛みも減ります」
（米国心身医学会の発表）

毎日、自分の感情や思考に気づく練習をし、なんでも書き出して心の中から出します（外在化）。感情の強さは0～100の尺度で表現します。その不安の程度はいくら？　とにかく具体化し、図式化することが重要です。

1日1腸活

水溶性食物繊維を食べる

今日は昆布やひじき、ごぼう、もち麦、オクラなどの水溶性食物繊維を意識して食べてみましょう。その結果、お腹の調子や便の状態を確認します。

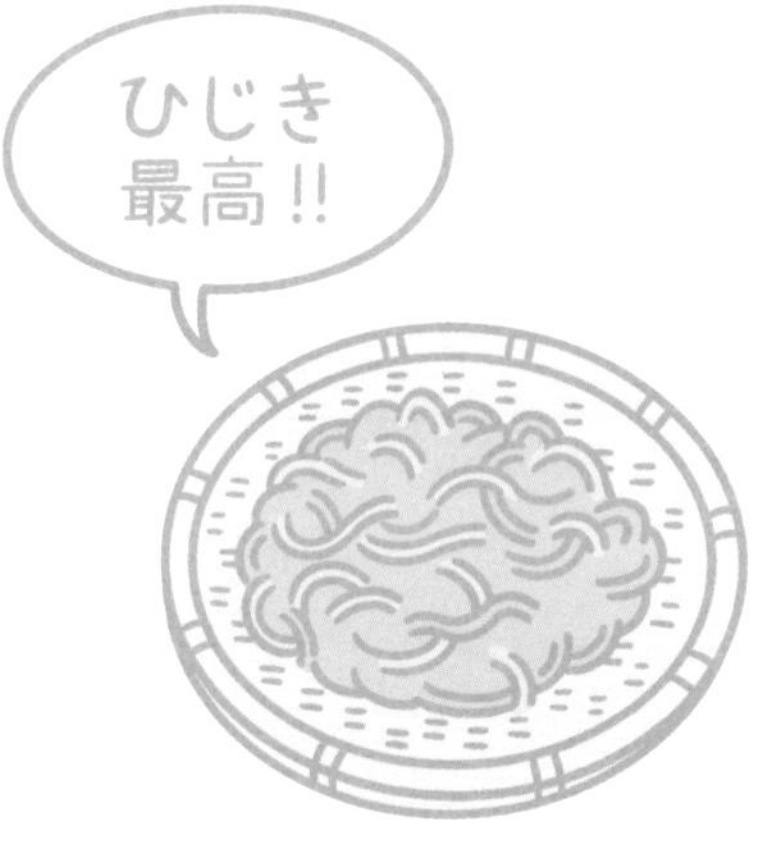

▶▶ 詳しい解説は P.70

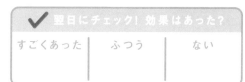

✔ 翌日にチェック! 効果はあった?

すごくあった	ふつう	ない

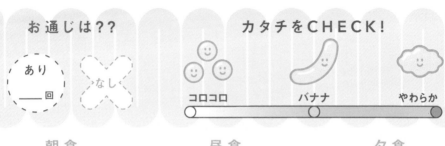

お通じは??

あり
____回

なし

カタチをCHECK!

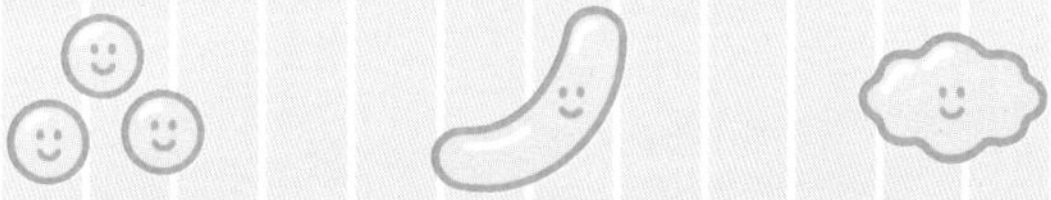

コロコロ　バナナ　やわらか

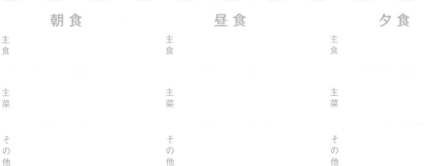

朝食	昼食	夕食
主食	主食	主食
主菜	主菜	主菜
その他	その他	その他

今日のできごと

感情ゲージ　GOOD　0　BAD

▶ ① 浮かんだ考えは?

ネガティブな考えが浮かんだら分析!

▶ ② その考えの根拠は?

▶ ③ その考えと矛盾する事実は?

▶ ④ ②と③からバランスのよい考えを作る

▶ ⑤ どういう行動をとっていた?

▶ ⑥ どういう行動に変えていく?

今日の
お腹は何点?

／10

腸の調子や体調

まいにち腸日記

DAY 6 ／ 曜日:

日替わり!

腸を癒やすことば

「あなたはあるがままで価値があります。完全でなくても、認められなくても、愛されなくても」

極端な考えや完璧主義から離れましょう。人は間違うもの。自分は自分。自分を後回しにして粗末にしない。「すべき」思考を捨てる。「男のくせに」「女だから」という性（ジェンダー）の縛りから自由になりましょう。

1日1腸活

朝に5分間トイレに入る

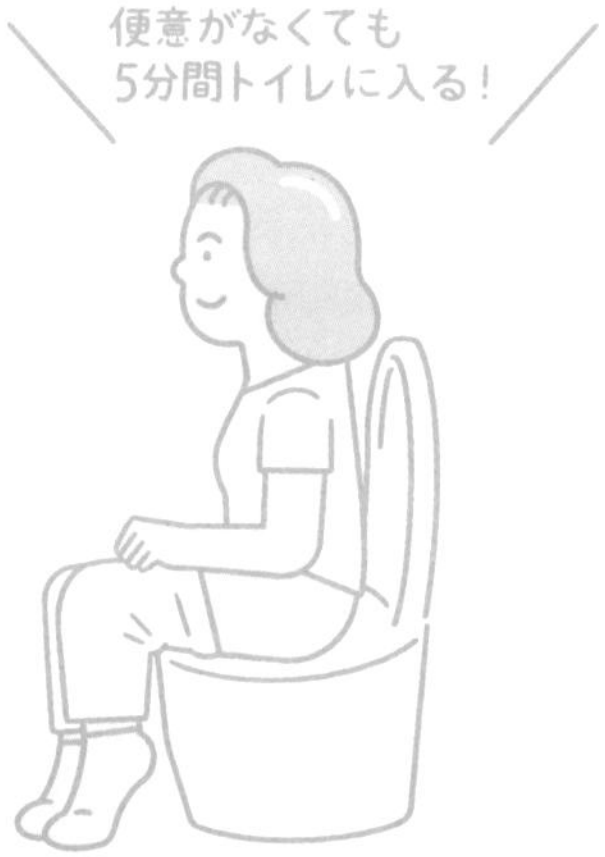

便意がなくても、規則的に朝に5分間トイレに入るようにしましょう。このとき、つま先を立て、腸の位置を整えながら排便しやすくする姿勢を心がけましょう。

▶▶ 詳しい解説は P.80

翌日にチェック！ 効果はあった？

すごくあった	ふつう	ない

お通じは??

あり ＿＿回

なし

カタチをCHECK!

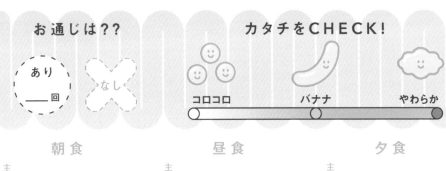

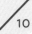

コロコロ　バナナ　やわらか

朝食	昼食	夕食
主食	主食	主食
主菜	主菜	主菜
その他	その他	その他

今日のできごと

感情ゲージ　GOOD　0　BAD

▶ ① 浮かんだ考えは?

ネガティブな考えが浮かんだら分析!

▶ ② その考えの根拠は?

▶ ③ その考えと矛盾する事実は?

▶ ④ ②と③からバランスのよい考えを作る

▶ ⑤ どういう行動をとっていた?

▶ ⑥ どういう行動に変えていく?

今日の
お腹は何点?

／10

腸の調子や体調

まいにち腸日記

DAY 7 ／

曜日:

日替わり!

腸を癒やすことば

「お腹の不調を起こす【オール・オア・ナッシング思考】になってませんか？よく観察してみましょう」

この1週間、どんな気分だったでしょうか？いちばん落ち込んだときをひとつ選んで、そのときのことを分析してみましょう。お腹が痛くなったときに極端な考えをしていなかったか、自分をよく観察してみましょう。

1日1腸活

15分のウォーキング

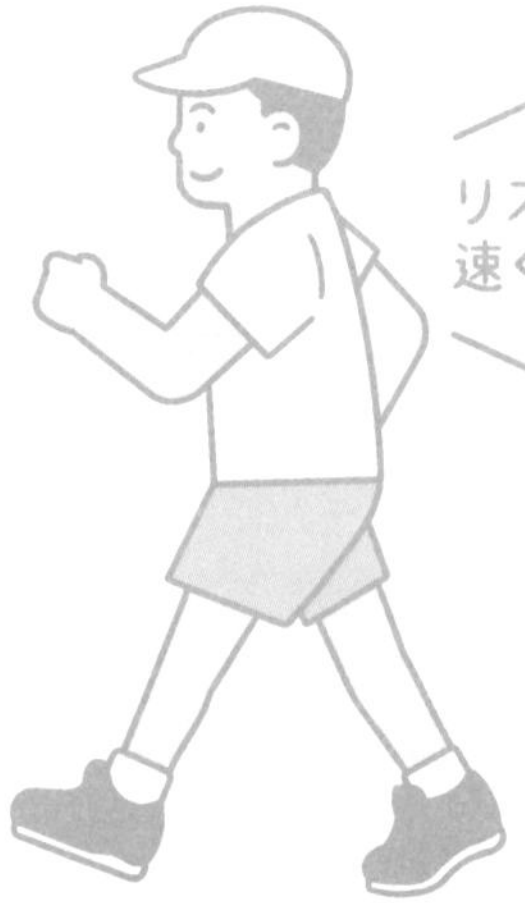

天気がよければ、15分間のウォーキングに出かけましょう。腕を大きく振って、軽く息が切れるくらいの速歩きで、リズムよく歩くよう意識しましょう。

▶▶ 詳しい解説は P.82

✔ 翌日にチェック! 効果はあった？

すごくあった	ふつう	ない

お通じは??

あり
____回

なし

カタチをCHECK!

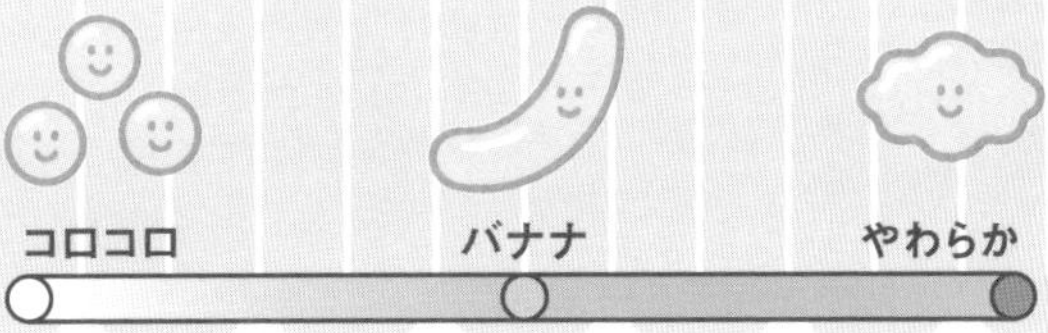

朝食	昼食	夕食
主食	主食	主食
主菜	主菜	主菜
その他	その他	その他

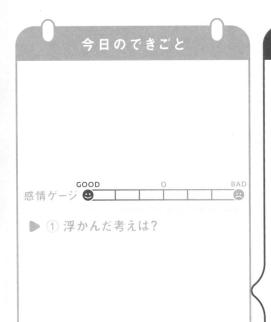

今日のできごと

感情ゲージ GOOD 0 BAD

▶ ① 浮かんだ考えは?

ネガティブな考えが浮かんだら分析!

▶ ② その考えの根拠は?

▶ ③ その考えと矛盾する事実は?

▶ ④ ②と③からバランスのよい考えを作る

▶ ⑤ どういう行動をとっていた?

▶ ⑥ どういう行動に変えていく?

今日の
お腹は何点?

/10

腸の調子や体調

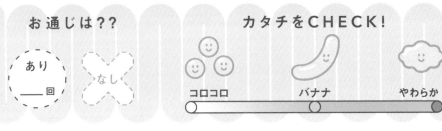

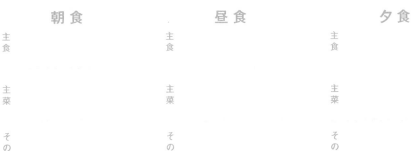

まいにち腸日記

DAY 8 ／ 曜日:

日替わり!

腸を癒やすことば

「批判を恐れない。正しいと思える批判であっても、愛情のない批判はすべて間違っています」

お腹の弱さも含めてあなたです。あるがままのあなたを認め、愛してくれない人とはこちらから付き合わないほうがいいのです。あなたなりの真実をもって、自分なりの能力、精一杯の努力で生きていけばよいのです。

1日1腸活

自律訓練法

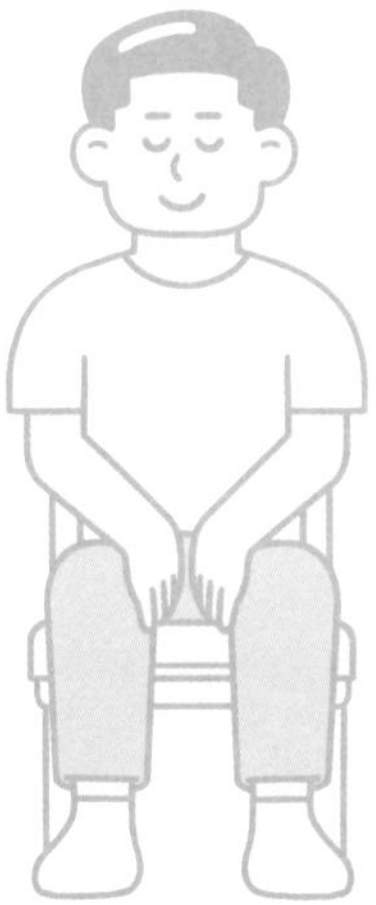

イスに座って深呼吸をし、手足に意識を向けて集中します。「重たい」「温かい」と順番にささやきながら、それぞれ手足の重さ、温かさを感じましょう。

▶▶ 詳しい解説は P.65

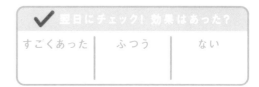

✔ 翌日にチェック! 効果はあった?

すごくあった	ふつう	ない

お通じは??

ありなし

あり ＿＿回

なし

カタチをCHECK!

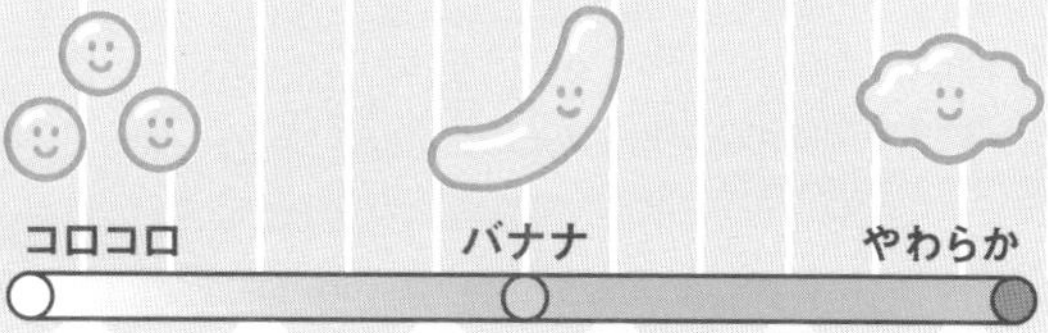

朝食

主食

主菜

その他

昼食

主食

主菜

その他

夕食

主食

主菜

その他

今日のできごと

感情ゲージ GOOD 0 BAD

▶ ① 浮かんだ考えは?

ネガティブな考えが浮かんだら分析!

▶ ② その考えの根拠は?

▶ ③ その考えと矛盾する事実は?

▶ ④ ②と③からバランスのよい考えを作る

▶ ⑤ どういう行動をとっていた?

▶ ⑥ どういう行動に変えていく?

今日のお腹は何点?

／10

腸の調子や体調

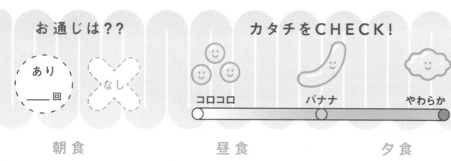

まいにち腸日記

DAY 9 ／ 曜日:

日替わり!

腸を癒やすことば

「そのできごと、ほかの解釈はできないでしょうか？心が柔軟になると腸が整います」

自分のお腹のガスが臭うと感じたとき、よくよく調べたら、近くのトイレが汚れていただけだった、友達の目がなにか嫌な感じがしたが、後で聞いたらコンタクトレンズの調子が悪かっただけ……。そんなことがよくあります。

1日1腸活

オリゴ糖で乳酸菌を増やす

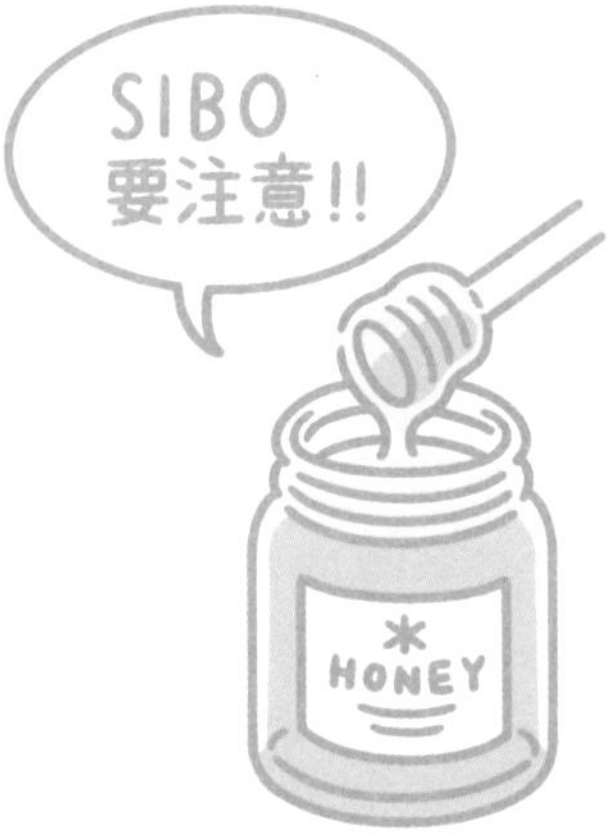

今日は、はちみつや玉ねぎなどのオリゴ糖食品を意識して食べましょう。バナナ&ヨーグルトで効果的に善玉菌を育てます。その結果、お腹の調子や便の状態を確認しましょう。

▶▶ 詳しい解説は P.71

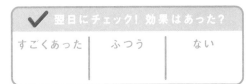

✓ 翌日にチェック! 効果はあった?

すごくあった	ふつう	ない

お通じは??

ありなし

あり

＿＿回

なし

カタチをCHECK!

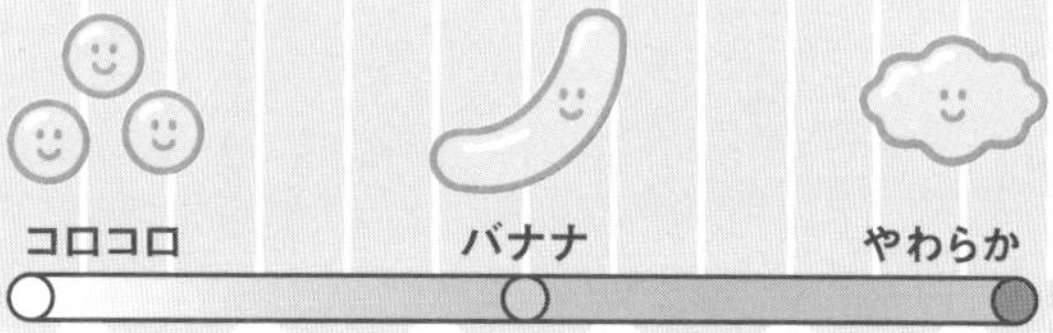

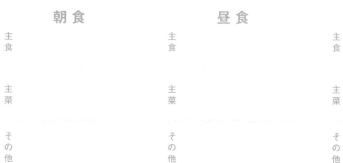

朝食

主食

主菜

その他

昼食

主食

主菜

その他

夕食

主食

主菜

その他

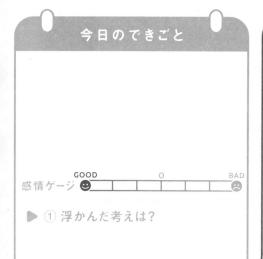

今日のできごと

感情ゲージ GOOD 0 BAD

▶ ① 浮かんだ考えは?

ネガティブな考えが浮かんだら分析!

▶ ② その考えの根拠は?

▶ ③ その考えと矛盾する事実は?

▶ ④ ②と③からバランスのよい考えを作る

▶ ⑤ どういう行動をとっていた?

▶ ⑥ どういう行動に変えていく?

今日のお腹は何点?

／10

腸の調子や体調

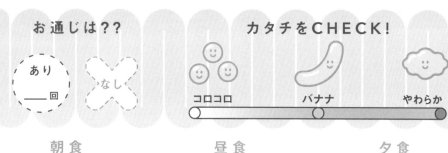

まいにち腸日記

DAY 10 ／ 曜日:

日替わり!

腸を癒やすことば

「感情や考えを眺める練習をしましょう。いちいちそれに反応せず、〝ただ、眺める〟」

「今、気分が落ち込んでるな」「今、自分にイライラしてるな」と眺める。感情に引きずられないで、どんな感情や思考が出てきているか、もうひとりの自分の目で自分を見下ろしてマインドフルに観察してみるのです。

1日1腸活

水を替える（硬水・軟水）

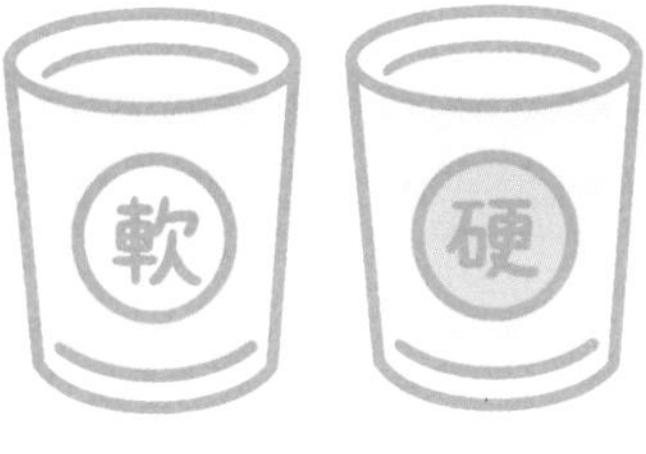

便通の状態に合わせて水を替えてみましょう。軟便の人は「軟水」に、便秘の人は「硬水」に替えると、それぞれによい影響が期待できます。便の状態も確認してみましょう。

▶▶ 詳しい解説は P.76

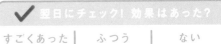

✔ 翌日にチェック! 効果はあった?

すごくあった	ふつう	ない

お通じは??

あり
＿＿回

なし

カタチをCHECK!

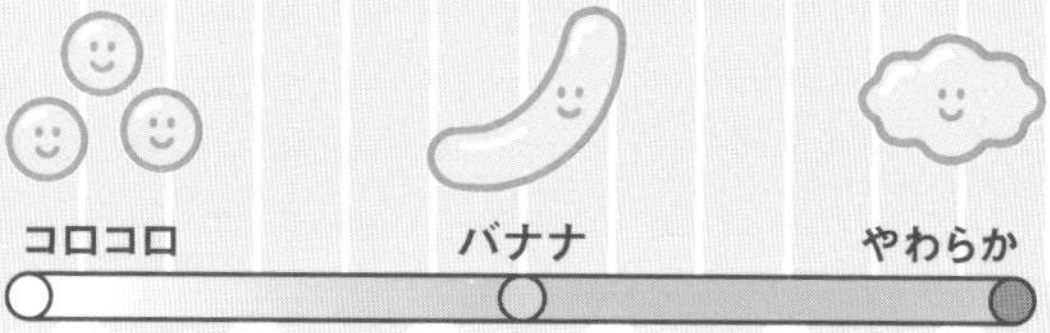

朝食

主食

主菜

その他

昼食

主食

主菜

その他

夕食

主食

主菜

その他

今日のできごと

感情ゲージ GOOD 0 BAD

▶ ① 浮かんだ考えは?

ネガティブな考えが浮かんだら分析!

▶ ② その考えの根拠は?

▶ ③ その考えと矛盾する事実は?

▶ ④ ②と③からバランスのよい考えを作る

▶ ⑤ どういう行動をとっていた?

▶ ⑥ どういう行動に変えていく?

今日の
お腹は何点?

／10

腸の調子や体調

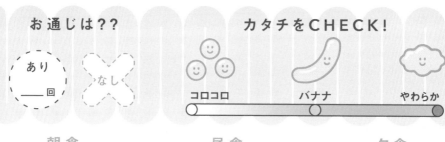

まいにち腸日記

DAY 11 ／ 曜日:

日替わり!

腸を癒やすことば

「あなたのお腹の不調は
まやかしではありません。
あなたはその対処法を
持つことができます」

お腹の不調はれっきとした病気であり、決して「気のせい」や「精神障害」ではありません。脳腸相関のバランスの崩れが大きな原因のひとつであることが科学的に証明されており、この日記が役立ちます。

1日1腸活

床ゴロゴロ運動

ベッドやマットの上にうつぶせになり、左右にゴロゴロと回転します。腸の立体的な構造に対し、回転することで腸を刺激します。その結果、便通の状態を確認しましょう。

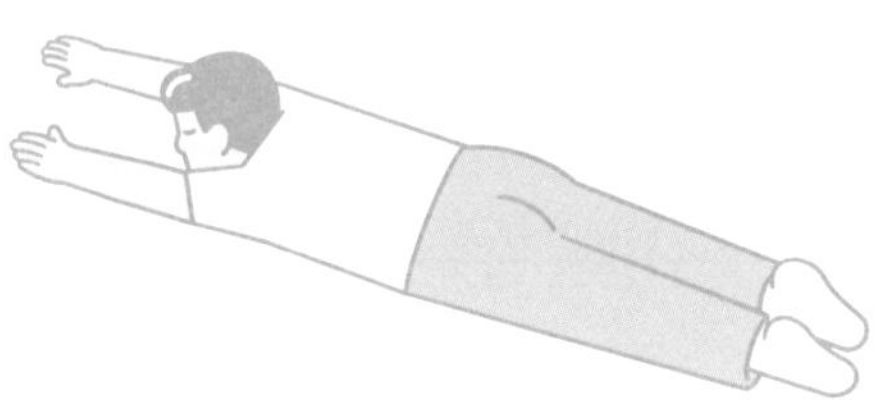

▶▶ 詳しい解説は P.86

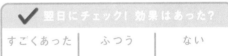

✔ 翌日にチェック! 効果はあった?		
すごくあった	ふつう	ない

お通じは??

あり ＿＿回

なし

カタチをCHECK!

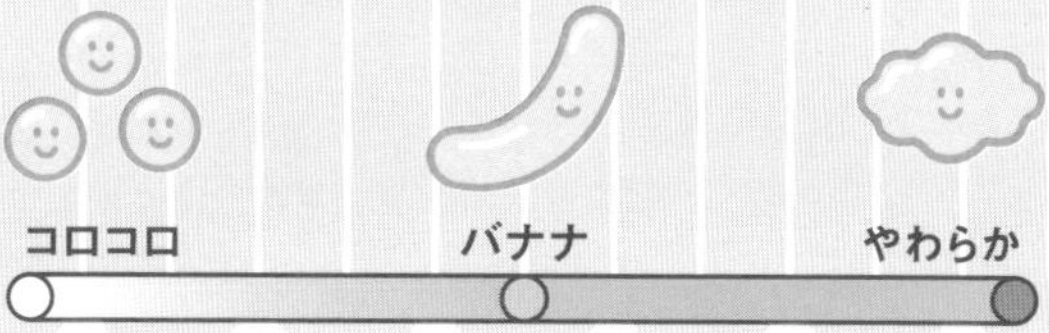

朝食

主食

主菜

その他

昼食

主食

主菜

その他

夕食

主食

主菜

その他

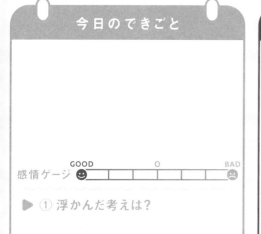

今日のできごと

感情ゲージ GOOD 0 BAD

▶ ① 浮かんだ考えは?

ネガティブな考えが浮かんだら分析!

▶ ② その考えの根拠は?

▶ ③ その考えと矛盾する事実は?

▶ ④ ②と③からバランスのよい考えを作る

▶ ⑤ どういう行動をとっていた?

▶ ⑥ どういう行動に変えていく?

今日のお腹は何点?

／10

腸の調子や体調

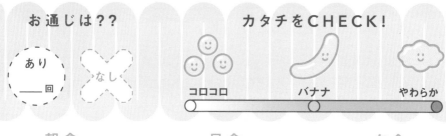

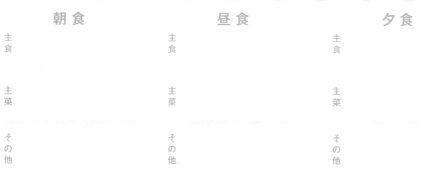

まいにち腸日記

DAY 12 ／ 曜日:

日替わり!

腸を癒やすことば

「データをとるために1日の行動記録をつけましょう。それは、科学者が行う実験と同じです」

どんなときにどんな不調が出るのか。自分を客観的、科学的に見つめてみましょう。お腹の不調の無限ループから抜け出すために必要なことです。これは科学者が行う実験と同じなのです。

1日1腸活

えごま油やアマニ油（オメガ3）を加えてみる

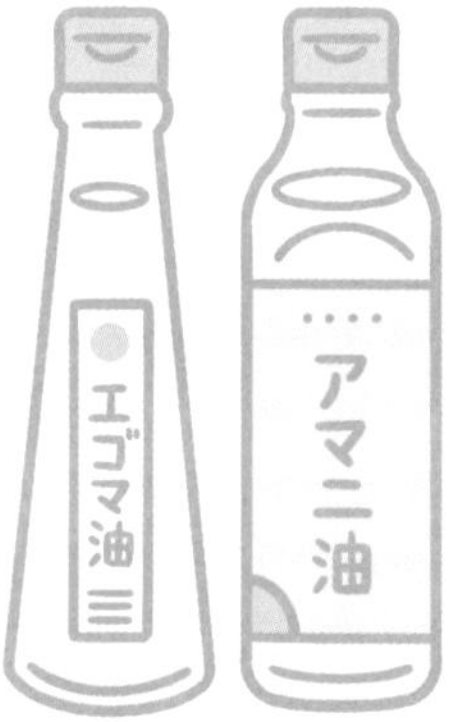

今日は、青魚を食べたり、えごま油やアマニ油などのオメガ3系の油を料理にかけたり、積極的にとってみましょう。サラダやみそ汁、納豆に小さじ1杯が目安。

▶▶詳しい解説は P.72

翌日にチェック! 効果はあった?		
すごくあった	ふつう	ない

お通じは??

あり ＿＿回

なし

カタチをCHECK!

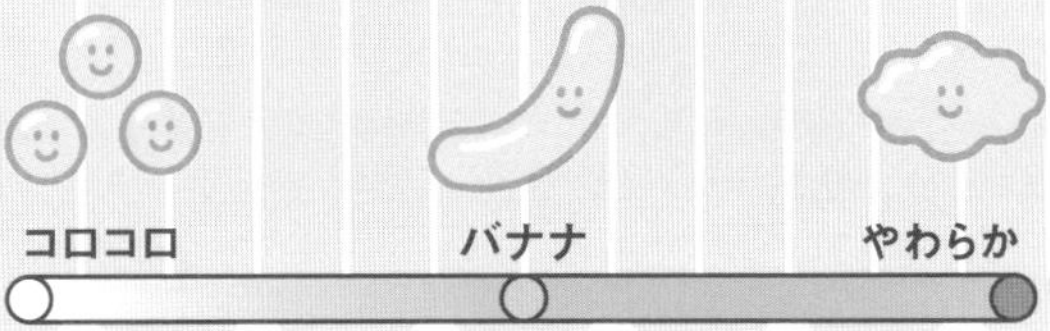

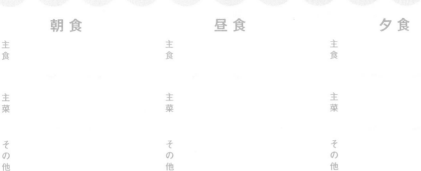

朝食

主食

主菜

その他

昼食

主食

主菜

その他

夕食

主食

主菜

その他

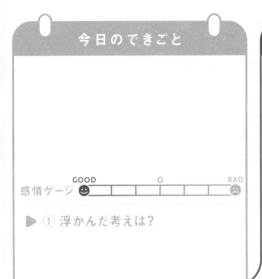

今日のできごと

感情ゲージ GOOD 0 BAD

▶ ① 浮かんだ考えは?

ネガティブな考えが浮かんだら分析!

▶ ② その考えの根拠は?

▶ ③ その考えと矛盾する事実は?

▶ ④ ②と③からバランスのよい考えを作る

▶ ⑤ どういう行動をとっていた?

▶ ⑥ どういう行動に変えていく?

今日のお腹は何点?

／10

腸の調子や体調

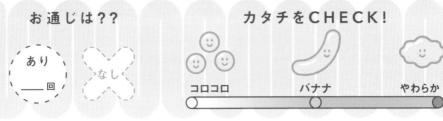

まいにち腸日記
DAY 13 ／ 曜日:

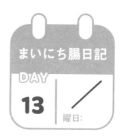

日替わり!

腸を癒やすことば

「ツッコミ整腸法。その思考があなたの腸を救います」

自分の破滅的な思考に、常にツッコミを入れて、本当にそれは正しいのか、疑問を持つことが腸活につながります。「自分はクズだ。薬が効かなければ、もう終わりだ」。本当にそうでしょうか？ 例外は？ ほかの可能性は？

1日1腸活

朝日を浴びる・森林を歩く

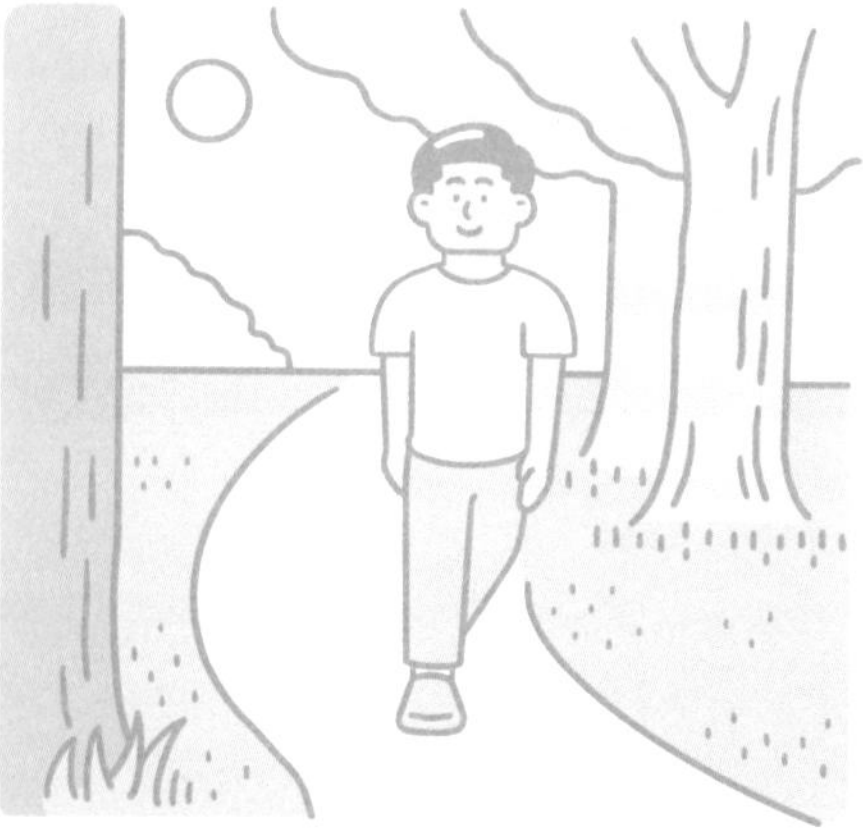

天気がよければ、朝日を浴びたり、公園や森林のなかを散歩したりしてみましょう。ゆらぎの効果やセロトニンの分泌によって、心とお腹の緊張をゆるめます。

▶▶ 詳しい解説は P.79

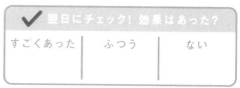

✔ 翌日にチェック！ 効果はあった？

すごくあった	ふつう	ない

お通じは??

あり ＿＿回

なし

カタチをCHECK!

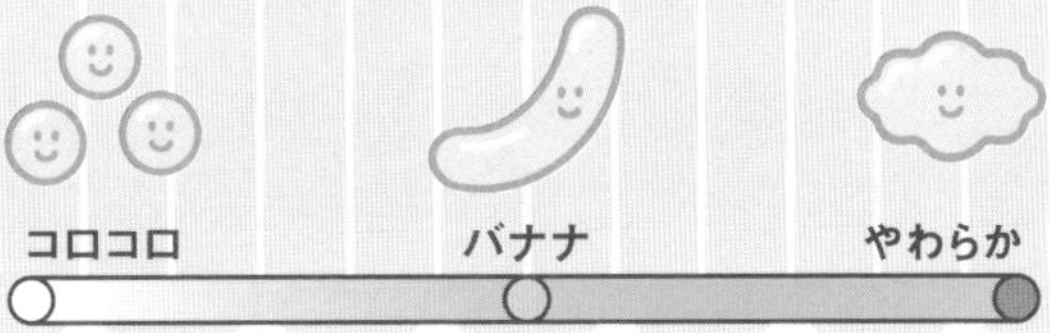

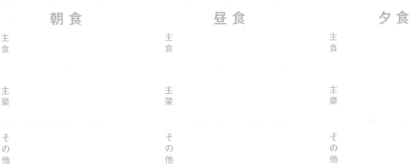

朝食	昼食	夕食
主食	主食	主食
主菜	主菜	主菜
その他	その他	その他

今日のできごと

感情ゲージ GOOD 0 BAD

▶ ① 浮かんだ考えは?

ネガティブな考えが浮かんだら分析!

▶ ② その考えの根拠は?

▶ ③ その考えと矛盾する事実は?

▶ ④ ②と③からバランスのよい考えを作る

▶ ⑤ どういう行動をとっていた?

▶ ⑥ どういう行動に変えていく?

今日のお腹は何点?

／10

腸の調子や体調

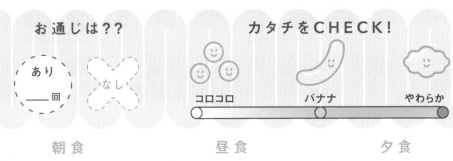

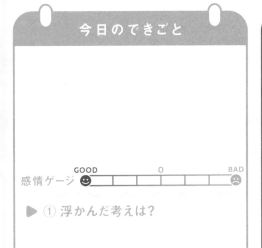

まいにち腸日記

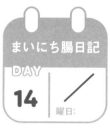

DAY 14 ／ 曜日:

日替わり!

腸を癒やすことば

「自分のお腹の不調が
バレたらどうしよう。
防衛的になると、
心が疲れ切って
しまいますよね」

他人に弱みを見せたくないと思う人は多いです。助けを求めていい。自己開示できる人を見つけ、心を開きましょう。あなたのサポート源は？ 友人、散歩、映画、鼻歌など、よい気分になることを書いてみましょう。

1日1腸活

ラジオ体操をする

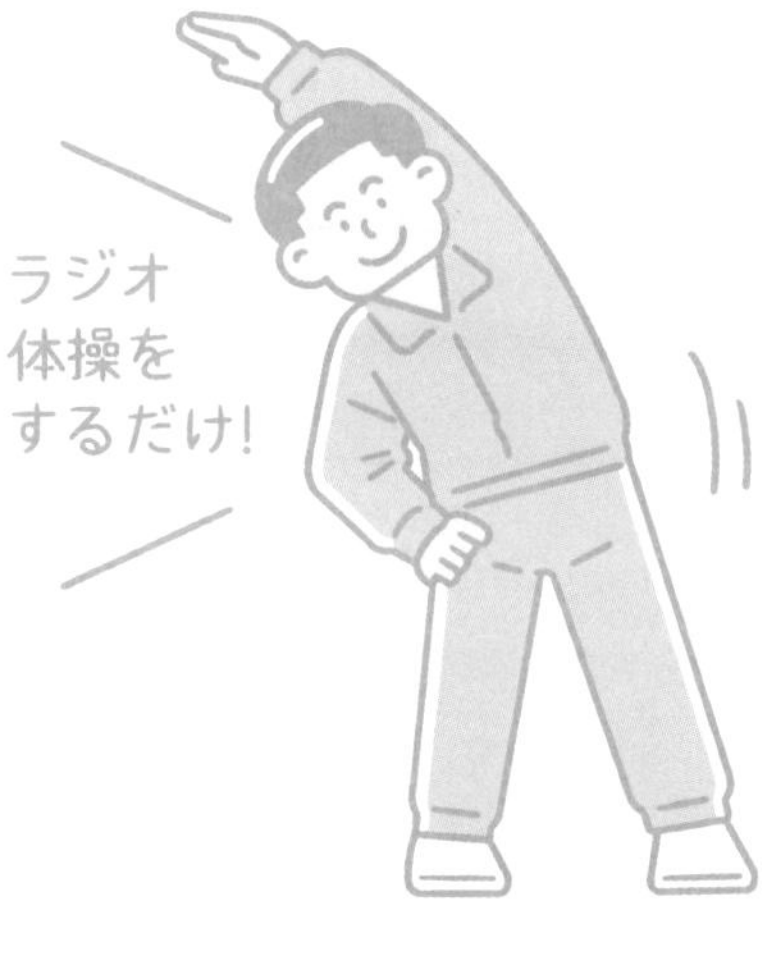

今日は、朝早く起きてラジオ体操をやってみましょう。ひねる運動や跳ぶ運動などによって、腸に刺激が入り、便通もよくなるはずです。

▶▶ 詳しい解説は P.82

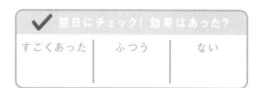

✔ 翌日にチェック! 効果はあった?

すごくあった	ふつう	ない

お通じは??

あり
____回

なし

カタチをCHECK!

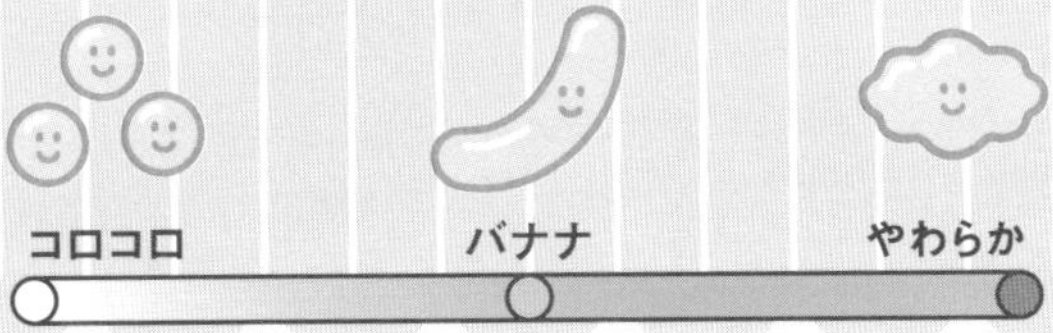

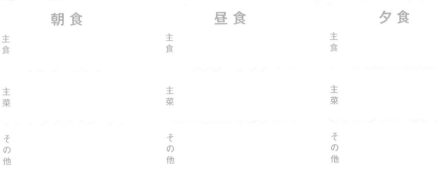

朝食

主食

主菜

その他

昼食

主食

主菜

その他

夕食

主食

主菜

その他

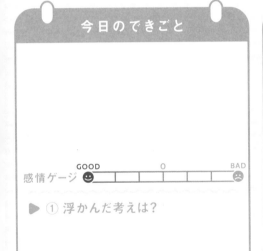

今日のできごと

感情ゲージ GOOD 0 BAD

▶ ① 浮かんだ考えは?

ネガティブな考えが浮かんだら分析!

▶ ② その考えの根拠は?

▶ ③ その考えと矛盾する事実は?

▶ ④ ②と③からバランスのよい考えを作る

▶ ⑤ どういう行動をとっていた?

▶ ⑥ どういう行動に変えていく?

今日の
お腹は何点?

/10

腸の調子や体調

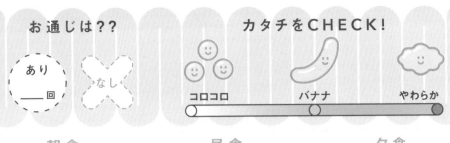

まいにち腸日記

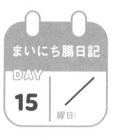

DAY 15

曜日:

日替わり!

腸を癒やすことば

「そのお腹の不調、実は〃お腹によい〃整腸食が原因かも。腸の常識に裏をかかれないように」

発酵食品や納豆など、一般的に「腸によい」といわれている食品に含まれている糖質（FODMAP）は、小腸のなかに水分を引き込み、急激に発酵してガスを発生させます（P48）。人によってはお腹の不調につながることも。

1日1腸活

漸進的筋弛緩法

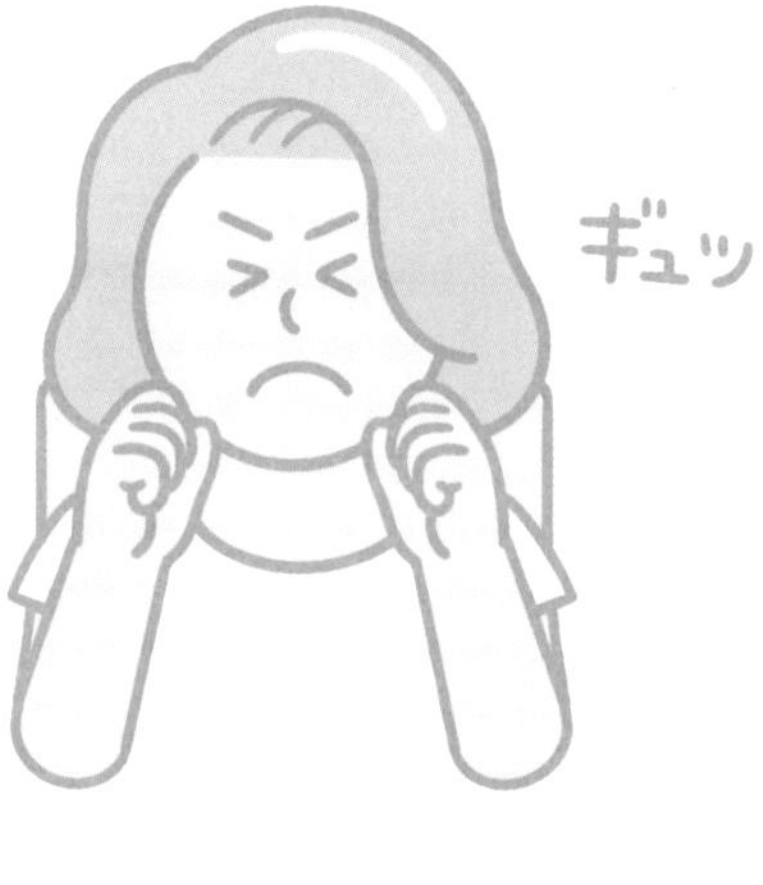

顔、手とひじ、肩、ひざと足裏、という順番に20秒間力を入れてから脱力するリラックス法をやりましょう。夜寝る前などに行うのも効果的です。

▶▶ 詳しい解説は P.66

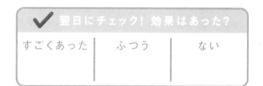

✔ 翌日にチェック! 効果はあった?

すごくあった	ふつう	ない

お通じは??

あり ＿＿回

なし

カタチをCHECK!

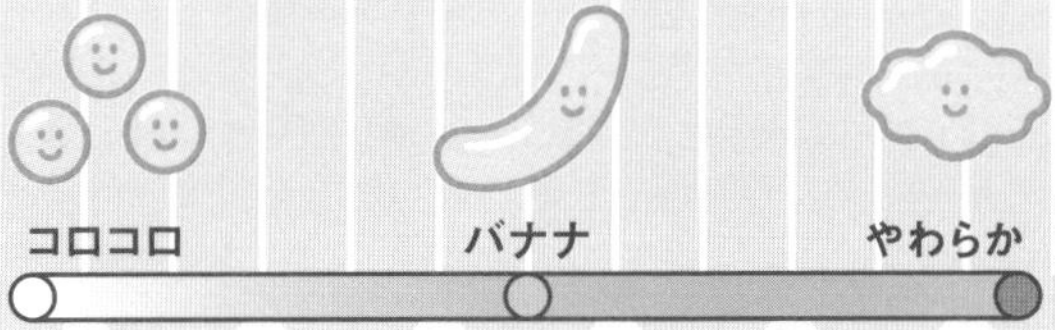

朝食	昼食	夕食
主食	主食	主食
主菜	主菜	主菜
その他	その他	その他

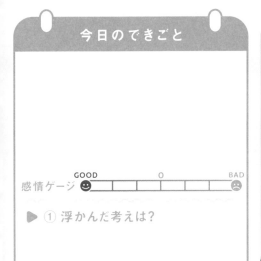

今日のできごと

感情ゲージ GOOD 0 BAD

▶ ① 浮かんだ考えは?

ネガティブな考えが浮かんだら分析!

▶ ② その考えの根拠は?

▶ ③ その考えと矛盾する事実は?

▶ ④ ②と③からバランスのよい考えを作る

▶ ⑤ どういう行動をとっていた?

▶ ⑥ どういう行動に変えていく?

今日のお腹は何点?

／10

腸の調子や体調

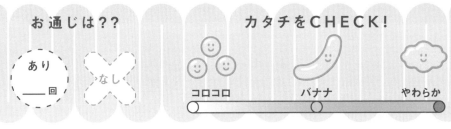

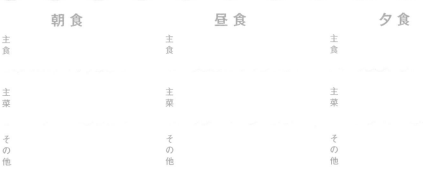

まいにち腸日記

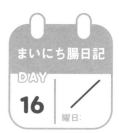

DAY 16 ／ 曜日:

日替わり！

腸を癒やすことば

「その食事、本当はあなたではなく、悪玉菌が欲しがっているものかもしれませんよ」

人間と腸内細菌は共生関係。ラーメンのような高脂質＆高カロリーの食品は、悪玉菌の大好物でもあります。腸内に悪玉菌が増えすぎると、当然エサの量も増えるので、その食欲も悪玉菌に操られているのかもしれません。

1日1腸活

小麦粉を避ける（低FODMAP食を食べる）

1日の食事の主食をごはんにし、パンやラーメン、パスタ、ピザといった小麦粉食品を避けてみます。お腹の調子や便の状態を確認し、小麦粉をとった場合と比較してみましょう。

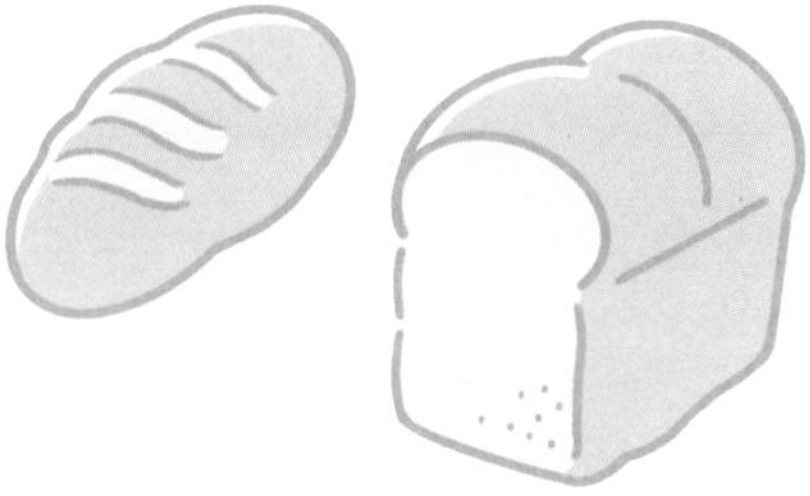

▶▶ 詳しい解説は P.73

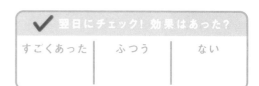

✔ 翌日にチェック！効果はあった？

すごくあった	ふつう	ない

お通じは??

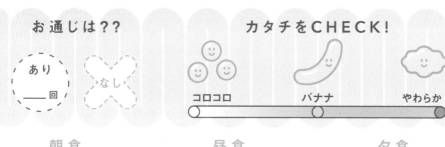

あり ____回

なし

カタチをCHECK!

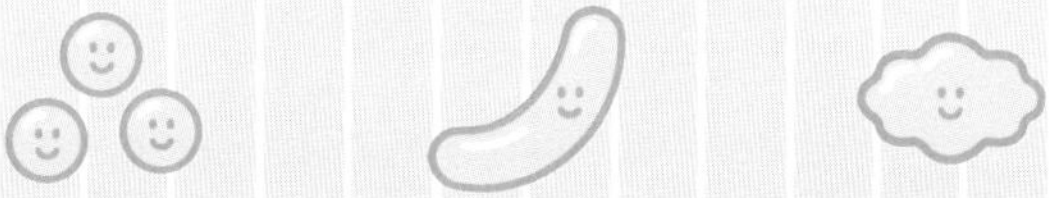

コロコロ　バナナ　やわらか

朝食

主食

主菜

その他

昼食

主食

主菜

その他

夕食

主食

主菜

その他

今日のできごと

感情ゲージ GOOD 0 BAD

▶ ① 浮かんだ考えは?

ネガティブな考えが浮かんだら分析!

▶ ② その考えの根拠は?

▶ ③ その考えと矛盾する事実は?

▶ ④ ②と③からバランスのよい考えを作る

▶ ⑤ どういう行動をとっていた?

▶ ⑥ どういう行動に変えていく?

今日の
お腹は何点?

/10

腸の調子や体調

まいにち腸日記

DAY 17 ／ 曜日:

日替わり!

腸を癒やすことば

「今日のお腹の張りはどうですか？食前の歯磨きとJの字マッサージを忘れないように」

歯と歯の間のスキマには、腸でガスを発生させる細菌がたくさん棲んでいます。食前に歯磨きをして細菌を飲み込まないようにするとお腹の張りが楽になります。また、Jの字マッサージは小腸に細菌を定着させない効果が。

1日1腸活

Jの字マッサージ

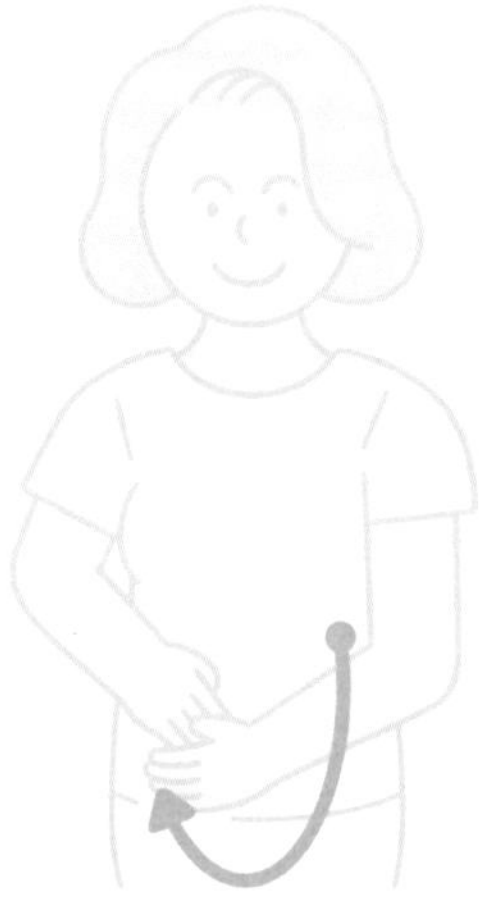

お腹の右下にある、大腸の入り口「バウヒン弁」を見つけ、左の肋骨の下からバウヒン弁に向かって、指先で「J」の字を描くようにマッサージをしてみましょう。

▶▶ 詳しい解説は P.88

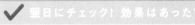

✔ 翌日にチェック！ 効果はあった？

すごくあった	ふつう	ない

お通じは??

あり ＿＿回

なし

カタチをCHECK!

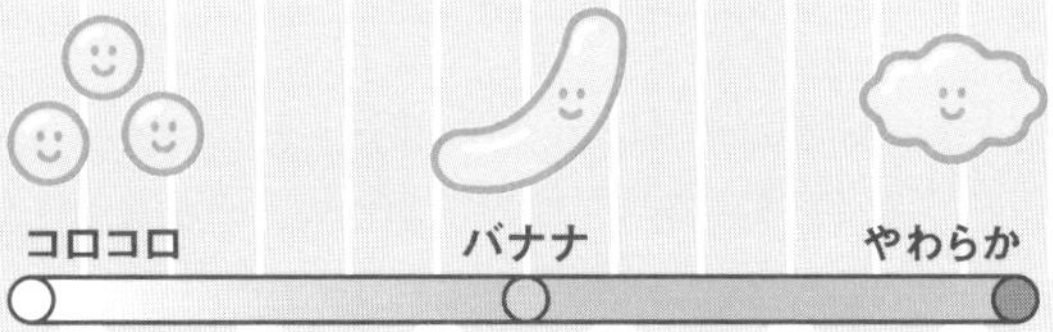

朝食	昼食	夕食
主食	主食	主食
主菜	主菜	主菜
その他	その他	その他

今日のできごと

感情ゲージ GOOD 0 BAD

▶ ① 浮かんだ考えは?

ネガティブな考えが浮かんだら分析!

▶ ② その考えの根拠は?

▶ ③ その考えと矛盾する事実は?

▶ ④ ②と③からバランスのよい考えを作る

▶ ⑤ どういう行動をとっていた?

▶ ⑥ どういう行動に変えていく?

今日のお腹は何点?

／10

腸の調子や体調

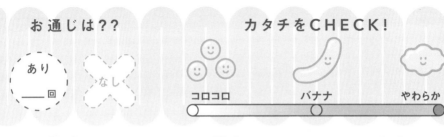

まいにち腸日記

DAY 18 ／ 曜日:

日替わり！

腸を癒やすことば

「頭がぼうっとする、カラダがだるい、低血糖、頻尿などの症状。それは腸内細菌が原因かも」

SIBO（P42）によって、ブレイン・フォグをはじめ、全身の症状が出ることがわかってきています。SIBOが肝臓や腎臓、心臓、脳などに影響を与えるため、今、医学界ではSIBOに強い脚光が当たっています。

1日1腸活

ツボを押す

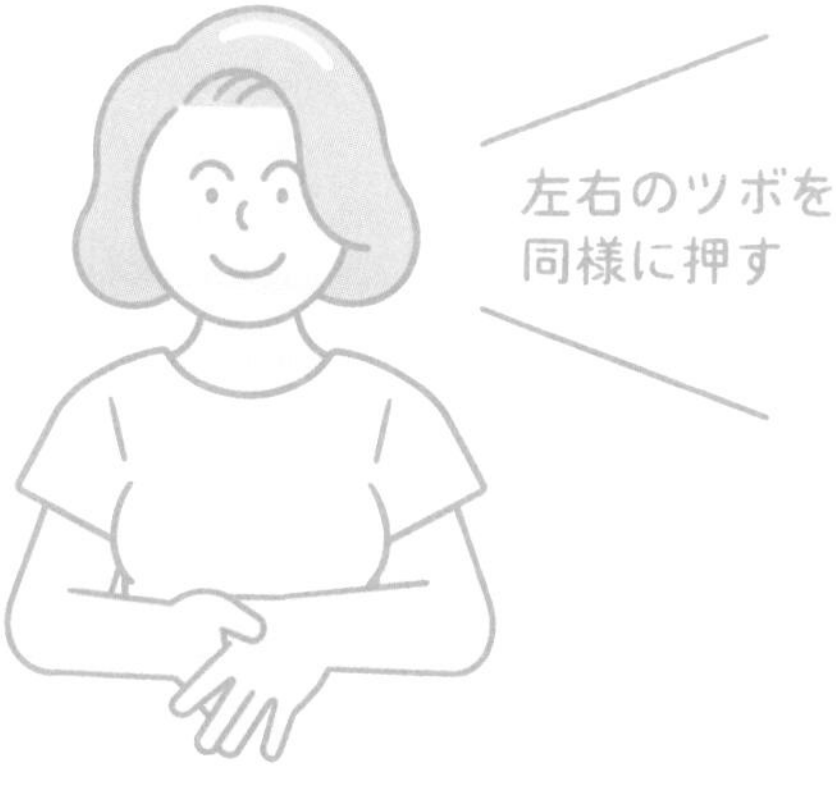

お腹や心の状態が芳しくないときに、「合谷《ごうこく》」「神《しん》門《もん》」「下痢点《げりてん》」のツボを押してみましょう。ツボがかたかったり、痛かったりしたら、脳腸が緊張していることが多いです。

▶▶ 詳しい解説は P.87

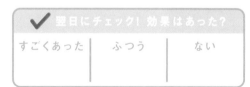

✔ 翌日にチェック！ 効果はあった？

すごくあった	ふつう	ない

お通じは??

あり

____回

なし

カタチをCHECK!

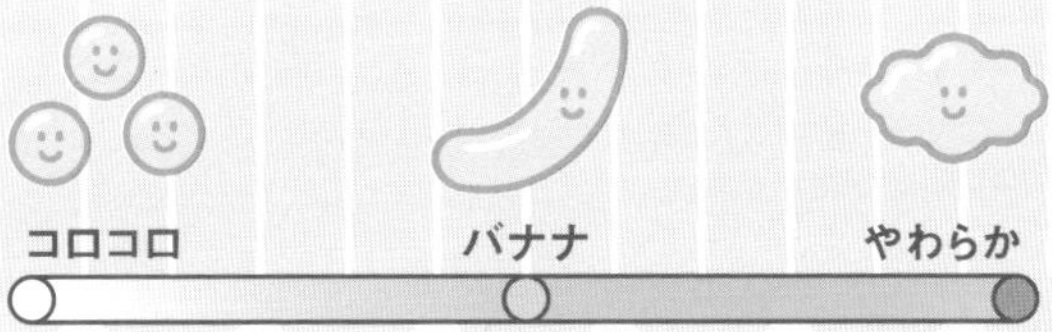

朝食

主食

主菜

その他

昼食

主食

主菜

その他

夕食

主食

主菜

その他

今日のできごと

感情ゲージ GOOD 0 BAD

▶ ① 浮かんだ考えは?

ネガティブな考えが浮かんだら分析!

▶ ② その考えの根拠は?

▶ ③ その考えと矛盾する事実は?

▶ ④ ②と③からバランスのよい考えを作る

▶ ⑤ どういう行動をとっていた?

▶ ⑥ どういう行動に変えていく?

今日のお腹は何点?

/10

腸の調子や体調

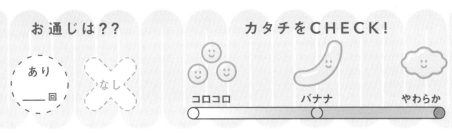

まいにち腸日記

DAY 19 ／ 曜日:

日替わり!

腸を癒やすことば

「これからもちゃんと
対処できます。
〝最悪だ〟と恐れることの
ほとんどは
起こりません」

「腹痛や下痢が出たらどうしよう」「トイレに間に合わなかったら」という不安。この「予期不安」がお腹の不調をさらに悪化させます。不安が出てきたときは、深呼吸し、筋肉をゆるめ、落ち着いてリフックスすること。

1日1腸活

朝食を食べる

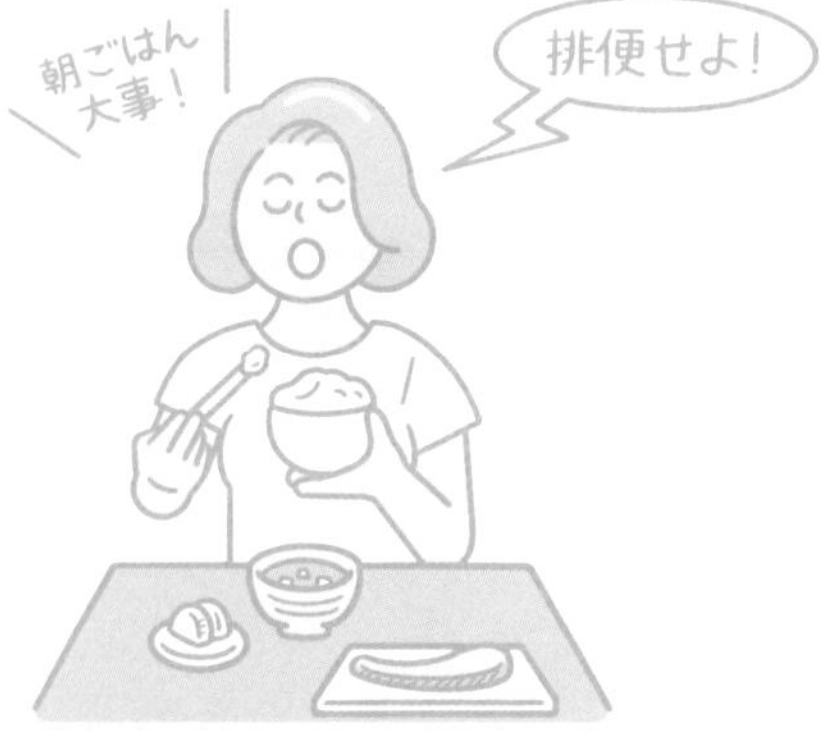

便秘傾向が強い場合、朝食を抜いていませんか?今日は朝食をきちんと食べ、「結腸反射」によって便意が表れてくるか確認してみましょう。

▶▶ 詳しい解説は P.77

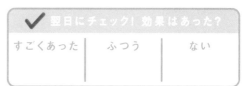

✓ 翌日にチェック! 効果はあった?		
すごくあった	ふつう	ない

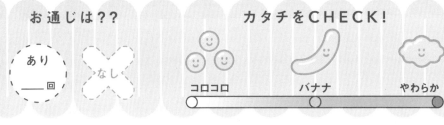

お通じは??

あり ＿＿回

なし

カタチをCHECK!

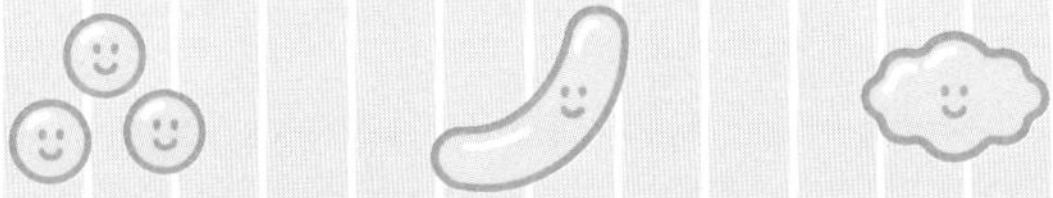

コロコロ　バナナ　やわらか

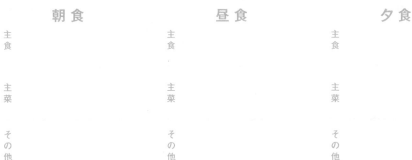

朝食

主食

主菜

その他

昼食

主食

主菜

その他

夕食

主食

主菜

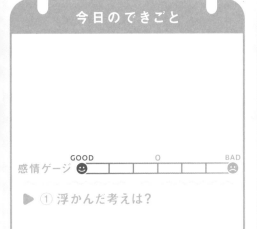

その他

今日のできごと

感情ゲージ　GOOD　0　BAD

▶ ① 浮かんだ考えは?

ネガティブな考えが浮かんだら分析!

▶ ② その考えの根拠は?

▶ ③ その考えと矛盾する事実は?

▶ ④ ②と③からバランスのよい考えを作る

▶ ⑤ どういう行動をとっていた?

▶ ⑥ どういう行動に変えていく?

今日の
お腹は何点?

／10

腸の調子や体調

まいにち腸日記

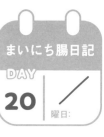

DAY 20 ／ 曜日:

日替わり!

腸を癒やすことば

「腸内細菌も生き物。移動して小腸で増え、糖を食べて繁殖したい。味方だけど、たまに悪さも」

それがSIBO（小腸内細菌増殖症）。ストレスなどで小腸の動きが悪くなると、小腸の壁に細菌がとりついて増え、糖質を食べて大量のガスを発生させ、お腹の張りやガス、腹痛や下痢、便秘などを起こします。

1日1腸活

冷たい水で手を洗う

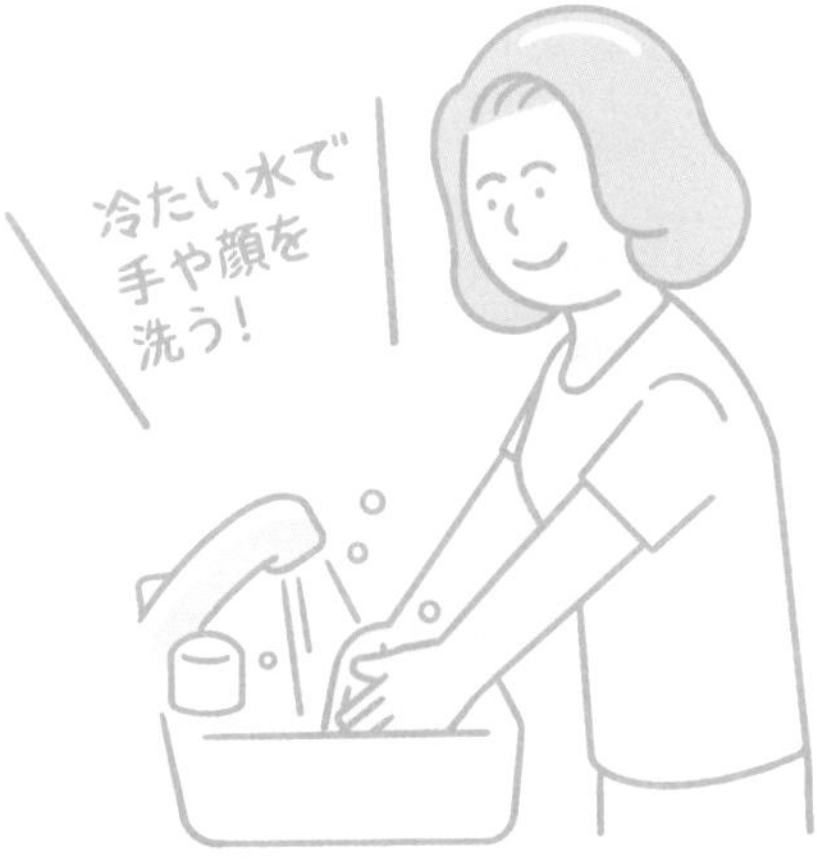

便秘気味でなかなか便が出ないとき、冷たい水で手や顔を洗ってみましょう。自律神経が反応し、便通がスムーズになることもあるので、確かめてみましょう。

▶▶ 詳しい解説は P.81

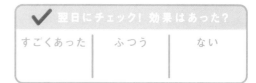

✔ 翌日にチェック! 効果はあった?

すごくあった	ふつう	ない

お通じは??

あり

____回

なし

カタチをCHECK!

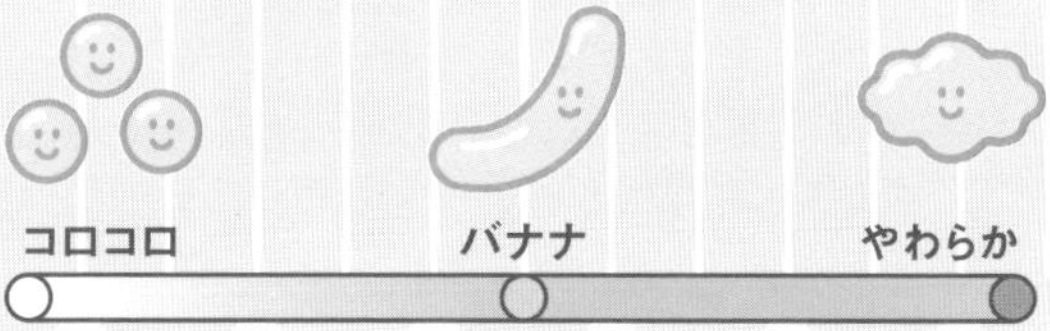

朝食	昼食	夕食
主食	主食	主食
主菜	主菜	主菜
その他	その他	その他

今日のできごと

感情ゲージ GOOD 0 BAD

▶ ① 浮かんだ考えは?

ネガティブな考えが浮かんだら分析!

▶ ② その考えの根拠は?

▶ ③ その考えと矛盾する事実は?

▶ ④ ②と③からバランスのよい考えを作る

▶ ⑤ どういう行動をとっていた?

▶ ⑥ どういう行動に変えていく?

今日のお腹は何点?

/10

腸の調子や体調

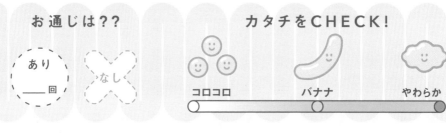

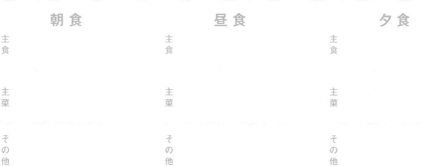

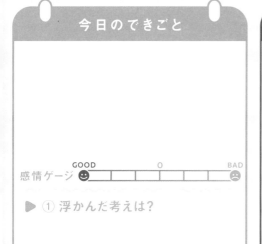

まいにち腸日記

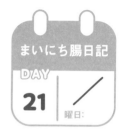

DAY 21 ／ 曜日:

日替わり!

腸を癒やすことば

「うまくいかないことで、あなたは守られている」

うまくいくと、あとでかえって大変になる道は、うまくいかないようになっています。いつかあなたは「不安を鎮め、未来を信じ、目の前のことを一生懸命やればいい。自分をもっと信頼すればよかった」と気づくでしょう。

1日1腸活

腸ひねり体操

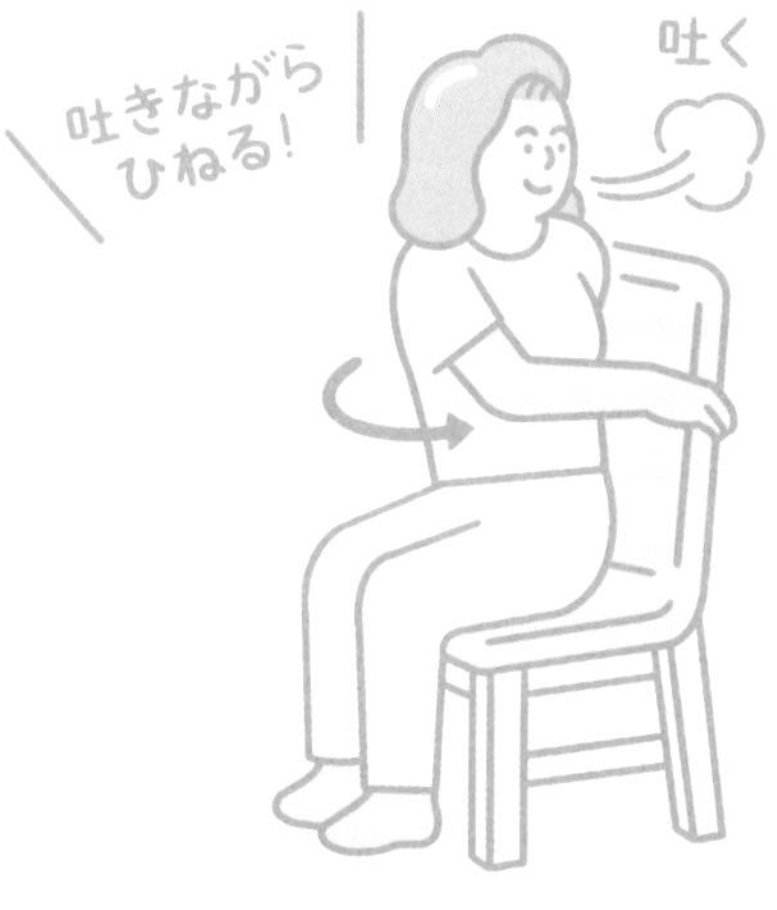

腸が不調のときは、腸の位置が正しくない可能性も。上半身を左右にひねり、腸を物理的に刺激しながら正しい位置に整えてみましょう。

▶▶ 詳しい解説は P.84

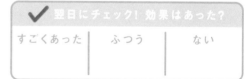

✓ 翌日にチェック! 効果はあった?

すごくあった	ふつう	ない

お通じは??

ありなし
____回

カタチをCHECK!

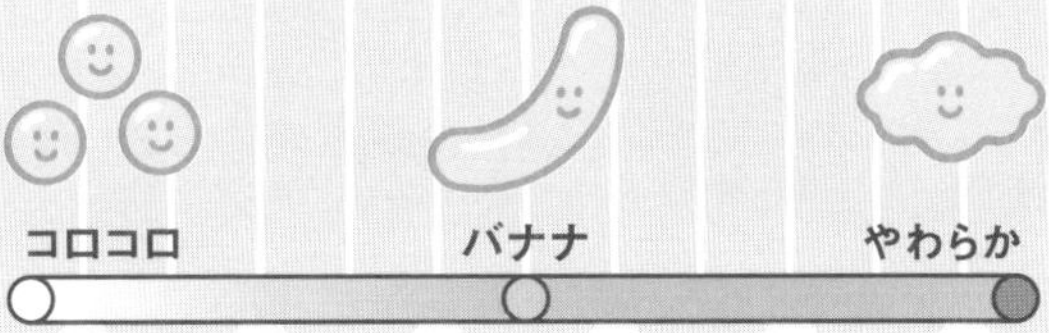

朝食

主食

主菜

その他

昼食

主食

主菜

その他

夕食

主食

主菜

その他

今日のできごと

感情ゲージ GOOD 0 BAD

▶ ① 浮かんだ考えは?

ネガティブな考えが浮かんだら分析!

▶ ② その考えの根拠は?

▶ ③ その考えと矛盾する事実は?

▶ ④ ②と③からバランスのよい考えを作る

▶ ⑤ どういう行動をとっていた?

▶ ⑥ どういう行動に変えていく?

今日のお腹は何点?

／10

腸の調子や体調

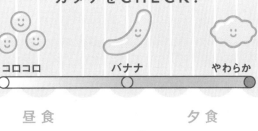

まいにち腸日記

DAY 22 ／ 曜日:

日替わり!

腸を癒やすことば

「他人にどうこうされる人間にはならない。自分で自分の腸を支えるために日記は役立ちます」

他人はあなたを滅ぼすことはできません。自分を滅ぼすのは、あなた自身の考え方です。どんな自分であっても、自分はかけがえのない存在。よくても悪くても自分なりの真実をもって、あるがままに生きる。それでよいのです。

1日1腸活

ビジュアリゼーション

ひとりになれる空間で最低20分間リラックス。自分の好きな場所を想像し、カラダの感覚もリアルに感じながら、まるでその場にいるようにイメージしましょう。

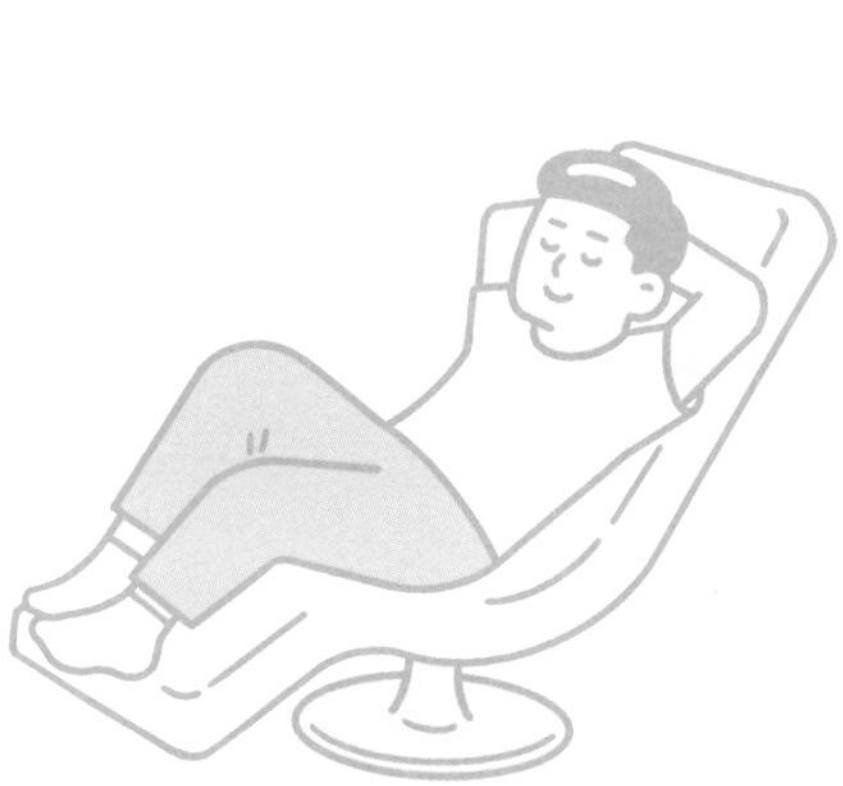

▶▶ 詳しい解説は P.68

✔ 翌日にチェック! 効果はあった?

すごくあった	ふつう	ない

お通じは??

あり ＿＿回

なし

カタチをCHECK!

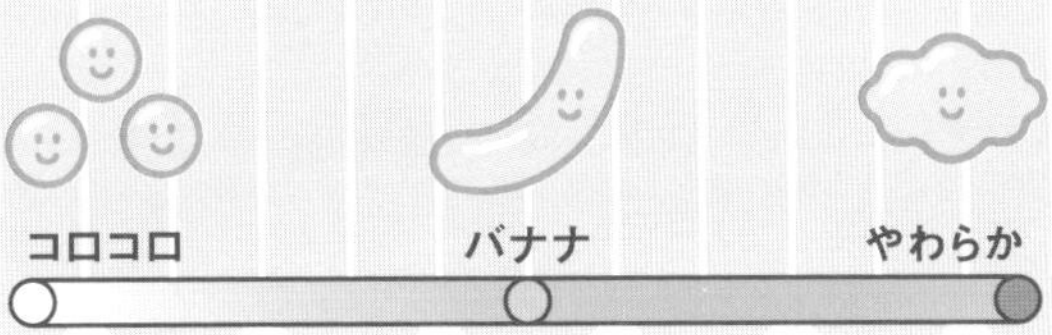

	朝食	昼食	夕食
主食			
主菜			
その他			

今日のできごと

感情ゲージ GOOD 0 BAD

▶ ① 浮かんだ考えは?

ネガティブな考えが浮かんだら分析!

▶ ② その考えの根拠は?

▶ ③ その考えと矛盾する事実は?

▶ ④ ②と③からバランスのよい考えを作る

▶ ⑤ どういう行動をとっていた?

▶ ⑥ どういう行動に変えていく?

今日のお腹は何点?

／10

腸の調子や体調

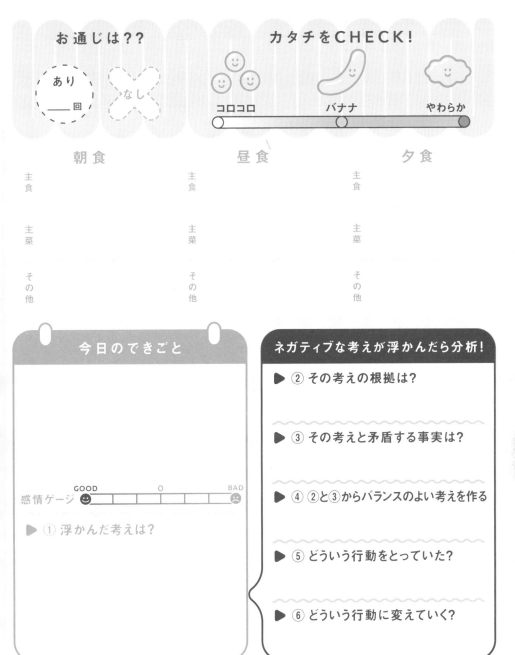

まいにち腸日記

DAY 23 ／ 曜日:

日替わり!

腸を癒やすことば

「いつかきっと
よくなります。
腸の治療は、
焦らないでじっくり
いきましょう」

つらい症状が改善したら、残っている症状ではなく、軽減したことのほうに意識を向けましょう。腸の治療は「ワンクリックで画面が一瞬で変わる」ものではなく、薄皮をはがすようにじんわりよくなっていきます。

1日1腸活

お菓子を避ける

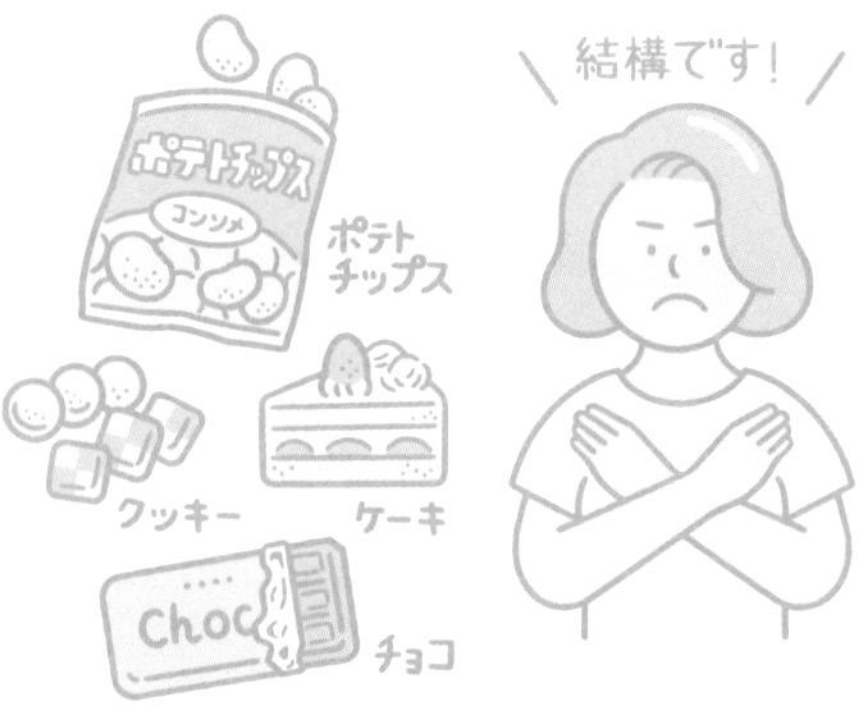
結構です!
ポテトチップス
コンソメ
ポテトチップス
クッキー
ケーキ
Choc
チョコ

今日は、間食の習慣を一切やめてみましょう。スナックやスイーツといったお菓子を避け、お腹の調子や便の状態を観察し、その影響を確かめてみましょう。

▶▶ 詳しい解説は P.76

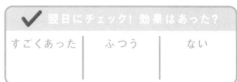

✔ 翌日にチェック! 効果はあった?

すごくあった	ふつう	ない

お通じは??

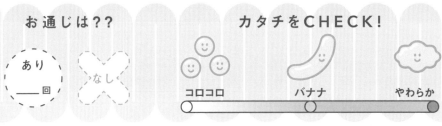

あり ____回

なし

カタチをCHECK!

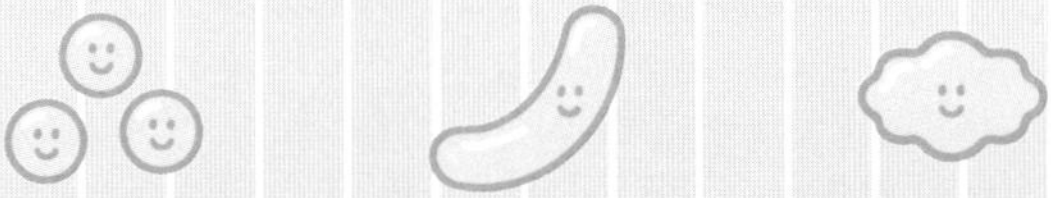

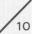

コロコロ　バナナ　やわらか

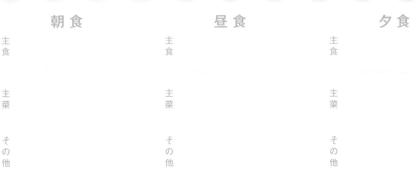

朝食	昼食	夕食
主食	主食	主食
主菜	主菜	主菜
その他	その他	その他

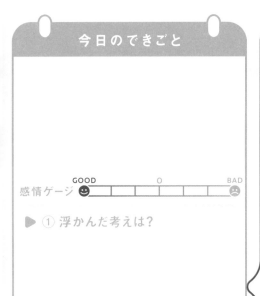

今日のできごと

感情ゲージ　GOOD　0　BAD

▶ ① 浮かんだ考えは?

ネガティブな考えが浮かんだら分析!

▶ ② その考えの根拠は?

▶ ③ その考えと矛盾する事実は?

▶ ④ ②と③からバランスのよい考えを作る

▶ ⑤ どういう行動をとっていた?

▶ ⑥ どういう行動に変えていく?

今日の
お腹は何点?

/10

腸の調子や体調

まいにち腸日記

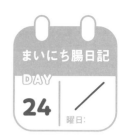

DAY 24　／　曜日:

日替わり!

腸を癒やすことば

「視野を広げ、他人をよい方向に考えると、腸の調子もよくなります」

お腹の不調のせいで、恥ずかしく、みじめな感じがしたら、自分をけなすのではなく、自分をやさしく応援しましょう。「それでいいよ」と認めてくれる人は世のなかにたくさんいます。今いなくてもこれから出会えます。

1日1腸活

たくさん水を飲む

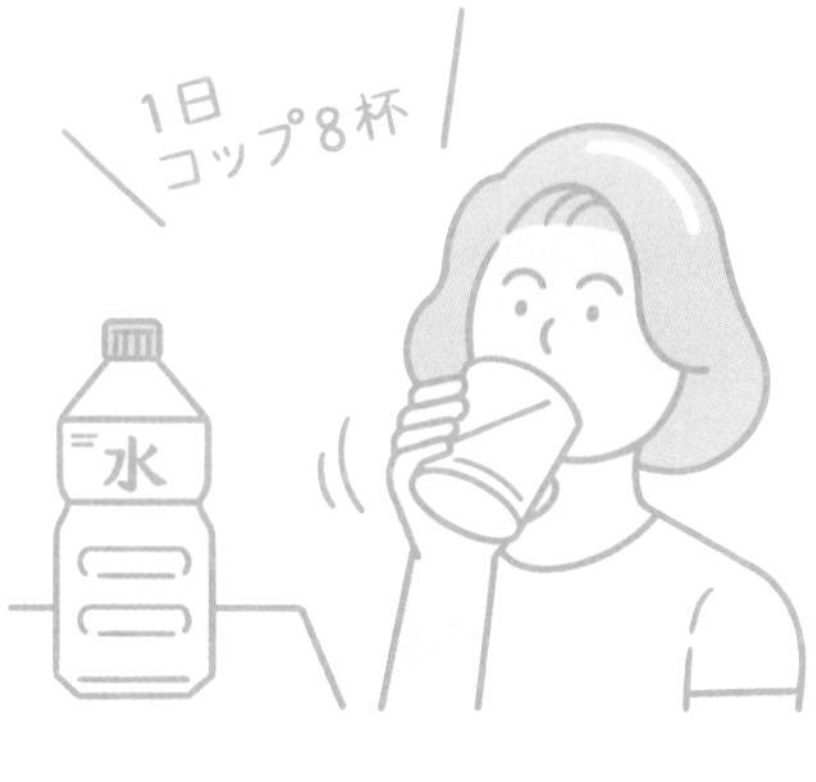

毎回の食事でコップ2杯、食事と食事の間にコップ1杯、1日の合計コップ8杯を目安に、水をたくさん飲み、便通の状態を確認してみましょう。

▶▶ 詳しい解説は P.80

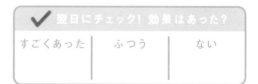

✔ 翌日にチェック! 効果はあった?

すごくあった	ふつう	ない

お通じは??

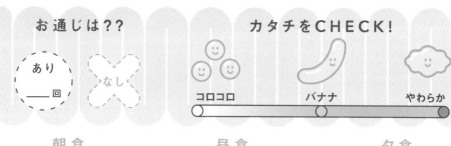

あり
____回

なし

カタチをCHECK!

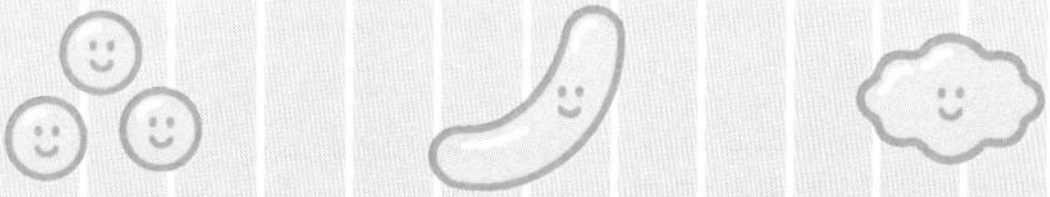

コロコロ　バナナ　やわらか

朝食

主食

主菜

その他

昼食

主食

主菜

その他

夕食

主食

主菜

その他

今日のできごと

感情ゲージ GOOD 0 BAD

▶ ① 浮かんだ考えは?

ネガティブな考えが浮かんだら分析!

▶ ② その考えの根拠は?

▶ ③ その考えと矛盾する事実は?

▶ ④ ②と③からバランスのよい考えを作る

▶ ⑤ どういう行動をとっていた?

▶ ⑥ どういう行動に変えていく?

今日の
お腹は何点?

/10

腸の調子や体調

まいにち腸日記

DAY 25 ／ 曜日:

日替わり!

腸を癒やすことば

「やることは、常に小分けにして実行。行動を毎朝リストアップして紙に書き出しましょう」

先延ばしにすることで腸の調子がおかしくなっている人が多い。掃除するならまず、机の上を片付けて、作業スペースを。いきなり高いところに登るのではなく、小さな階段をたくさんつくって一歩ずつ登ればいいのです。

1日1腸活

ぬるめのお湯で半身浴をする

ぬるめ（38度ほど）のお湯で15分間半身浴をしてみましょう。リラックス効果で腸の働きが活性化。お気に入りのアロマや入浴剤なども入れてみましょう。

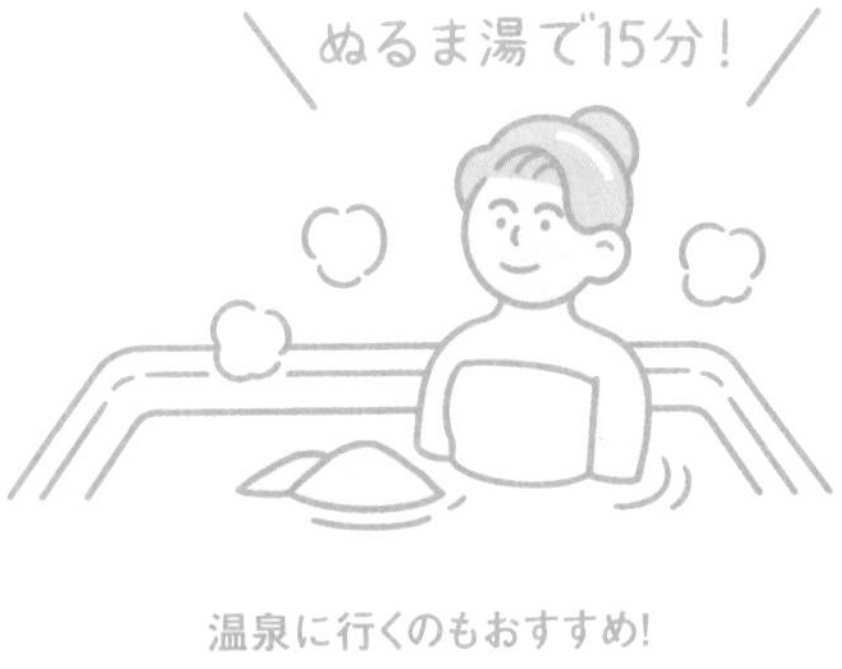

温泉に行くのもおすすめ!

▶▶ 詳しい解説は P.81

✔ 翌日にチェック! 効果はあった?		
すごくあった	ふつう	ない

お通じは??

あり
____回

なし

カタチをCHECK!

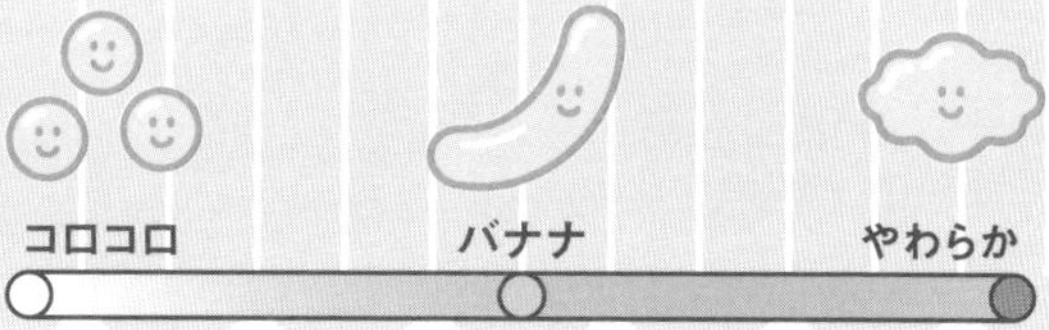

朝食

主食

主菜

その他

昼食

主食

主菜

その他

夕食

主食

主菜

その他

今日のできごと

感情ゲージ GOOD 0 BAD

▶ ① 浮かんだ考えは?

ネガティブな考えが浮かんだら分析!

▶ ② その考えの根拠は?

▶ ③ その考えと矛盾する事実は?

▶ ④ ②と③からバランスのよい考えを作る

▶ ⑤ どういう行動をとっていた?

▶ ⑥ どういう行動に変えていく?

今日の
お腹は何点?

/10

腸の調子や体調

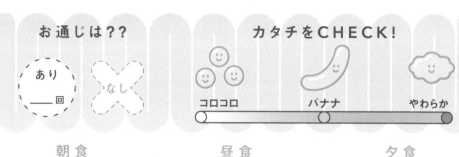

まいにち腸日記

DAY 26 ／ 曜日:

日替わり!

腸を癒やすことば

「最初は小さな一歩でいい。できることが少しずつ増えると、だんだん自信が出てきます」

お腹の調子が悪いせいで、特定の場所や行動を避けがちに。このような回避が続くと、余計日常生活が制限されます。腸の調子が落ち着いてきたら、ストレスを感じるレベルが低いことから少しずつ始めていきましょう。

1日1腸活

緑茶を飲む

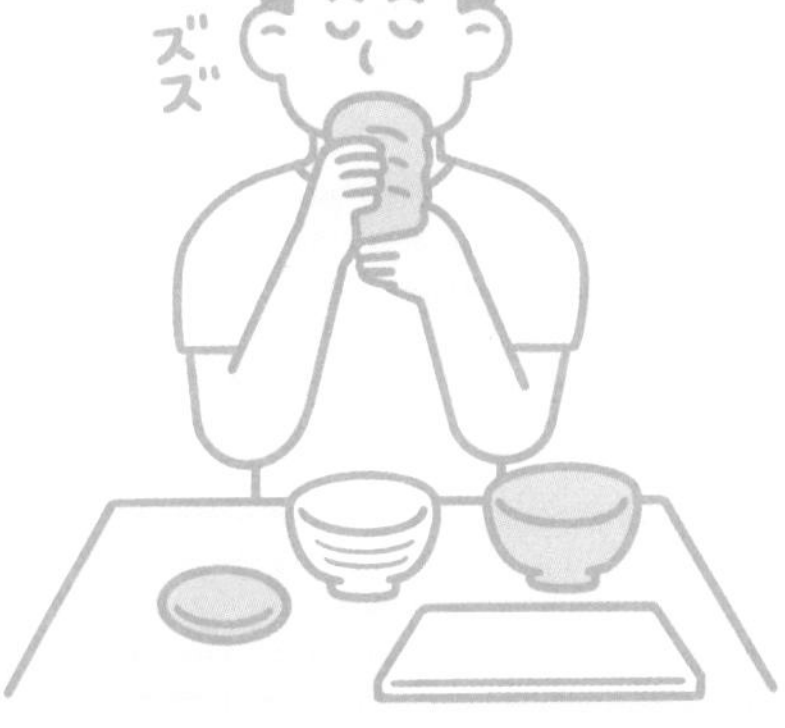

食後には、必ず緑茶を飲むようにしましょう。アッカーマンシア・ムシニフィラという次世代の善玉菌の効果で、腸管のバリアを強化し、肥満の予防にも!

▶▶ 詳しい解説は P.78

✔ 翌日にチェック! 効果はあった?

すごくあった	ふつう	ない

お通じは??

あり
____回

なし

カタチをCHECK!

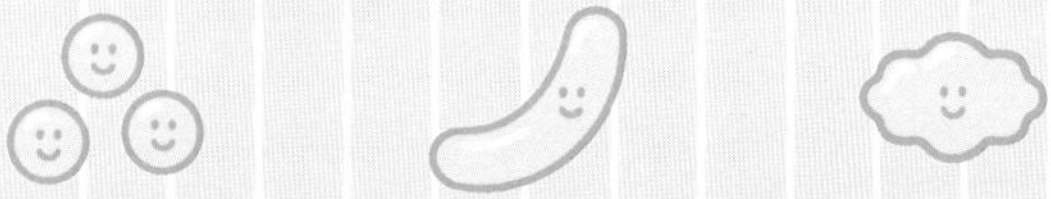

コロコロ　バナナ　やわらか

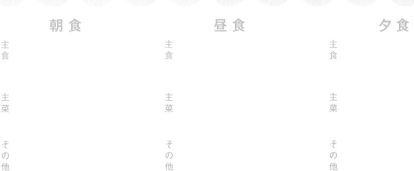

朝食

主食

主菜

その他

昼食

主食

主菜

その他

夕食

主食

主菜

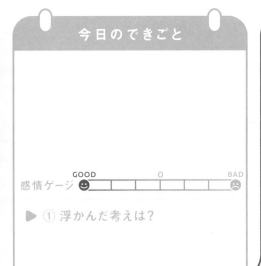

その他

今日のできごと

感情ゲージ　GOOD　0　BAD

▶ ① 浮かんだ考えは?

ネガティブな考えが浮かんだら分析!

▶ ② その考えの根拠は?

▶ ③ その考えと矛盾する事実は?

▶ ④ ②と③からバランスのよい考えを作る

▶ ⑤ どういう行動をとっていた?

▶ ⑥ どういう行動に変えていく?

今日の
お腹は何点?

/10

腸の調子や体調

まいにち腸日記

DAY 27 ／ 曜日:

日替わり！

腸を癒やすことば

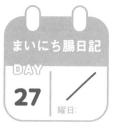

「お腹の不調の原因はひとつではない。ひとつずつ取り組んでいけば、必ず改善していきます」

FODMAPに対する耐性、SIBO、食品に対するアレルギー、脳腸相関のバランスの崩れなど、「不腸」の原因は、単一ではありません。焦らずに、できることから対処していけば、必ずよくなります。

1日1腸活

食事の量を減らしてみる

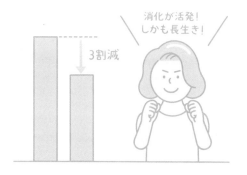

いつもの食事の量の7割を目安に、「腹七分目」を意識してみましょう。その結果、お腹の調子や便の状態に変化があるか、確認してみましょう。

▶▶ 詳しい解説は P.77

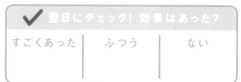

翌日にチェック！ 効果はあった？		
すごくあった	ふつう	ない

お通じは??

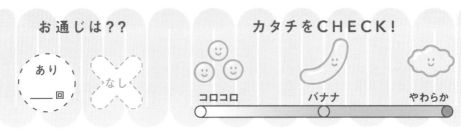

ありなし
あり ____回
なし

カタチをCHECK!

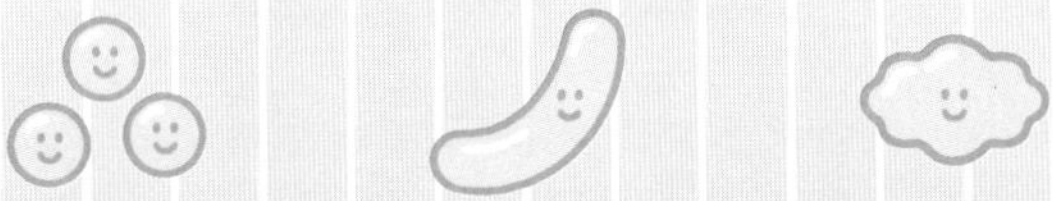

コロコロ　バナナ　やわらか

朝食

主食

主菜

その他

昼食

主食

主菜

その他

夕食

主食

主菜

その他

今日のできごと

感情ゲージ GOOD ☻ 0 BAD ☹

▶ ① 浮かんだ考えは?

ネガティブな考えが浮かんだら分析!

▶ ② その考えの根拠は?

▶ ③ その考えと矛盾する事実は?

▶ ④ ②と③からバランスのよい考えを作る

▶ ⑤ どういう行動をとっていた?

▶ ⑥ どういう行動に変えていく?

今日のお腹は何点?

／10

腸の調子や体調

まいにち腸日記

DAY 28 ／ 曜日:

日替わり!

腸を癒やすことば

「今まで出会った人の信頼度を100%から0%まで分類してみましょう」

どんなことに気づきましたか？ ご両親は何%の位置にいますか？ お腹の不調は親子関係と関連することもあります。あなたにやさしく無償で愛情を注いでくれた人が、意外なほど近くにいることに気づきませんか？

1日1腸活

腸活スクワット

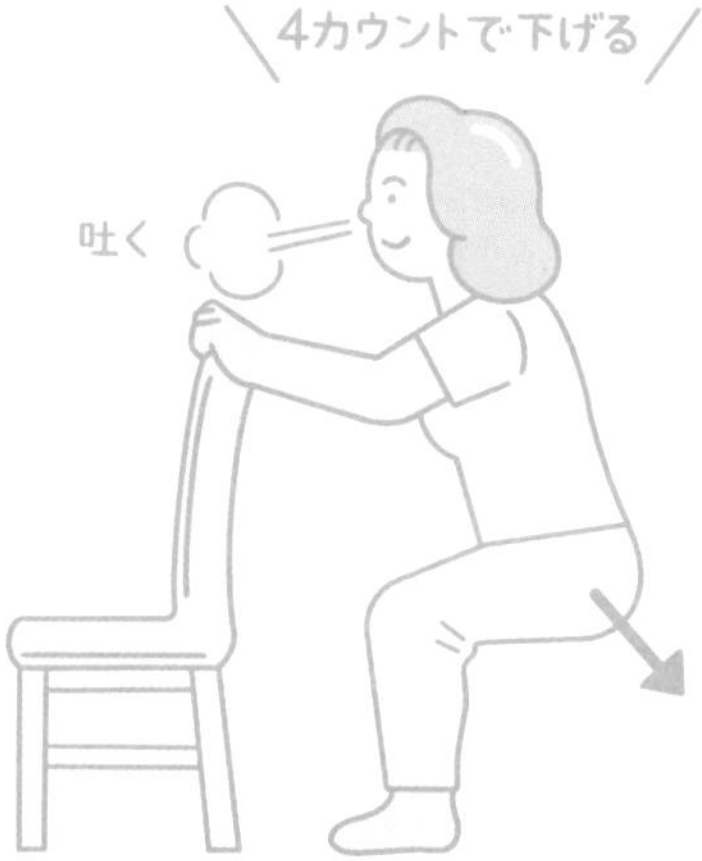

イスの背もたれなどにつかまり、下半身を上下に動かすスクワットをやりましょう。腸の近くにある筋肉を刺激することで、便通をうながします。大腸がんの予防にも!

▶▶ 詳しい解説は P.85

✓ 翌日にチェック! 効果はあった?

すごくあった	ふつう	ない

お通じは??

あり
＿＿回

なし

カタチをCHECK!

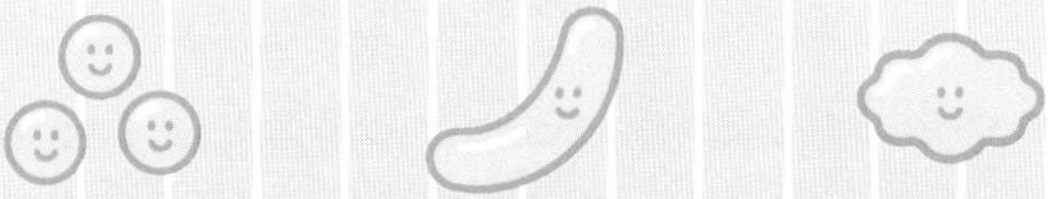

コロコロ　バナナ　やわらか

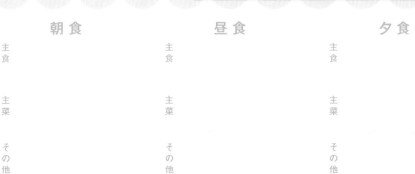

朝食

主食

主菜

その他

昼食

主食

主菜

その他

夕食

主食

主菜

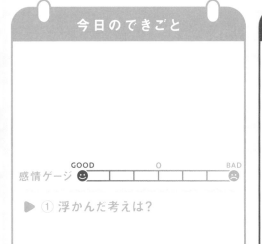

その他

今日のできごと

感情ゲージ　GOOD　0　BAD

▶ ① 浮かんだ考えは?

ネガティブな考えが浮かんだら分析!

▶ ② その考えの根拠は?

▶ ③ その考えと矛盾する事実は?

▶ ④ ②と③からバランスのよい考えを作る

▶ ⑤ どういう行動をとっていた?

▶ ⑥ どういう行動に変えていく?

今日の
お腹は何点?

／10

腸の調子や体調

まいにち腸日記

DAY 29 ／ 曜日:

日替わり!

腸を癒やすことば

「お腹に手を置いて、温かさを感じながら、腸の機能が改善していくことをイメージしましょう」

これを毎日行った２０４人の過敏性腸症候群の患者への検討（Whorwellら）で、この訓練をして5年後までお腹の症状だけではなく、不安やうつ、生活の質が改善することがわかっています。

1日1腸活

「の」の字マッサージ

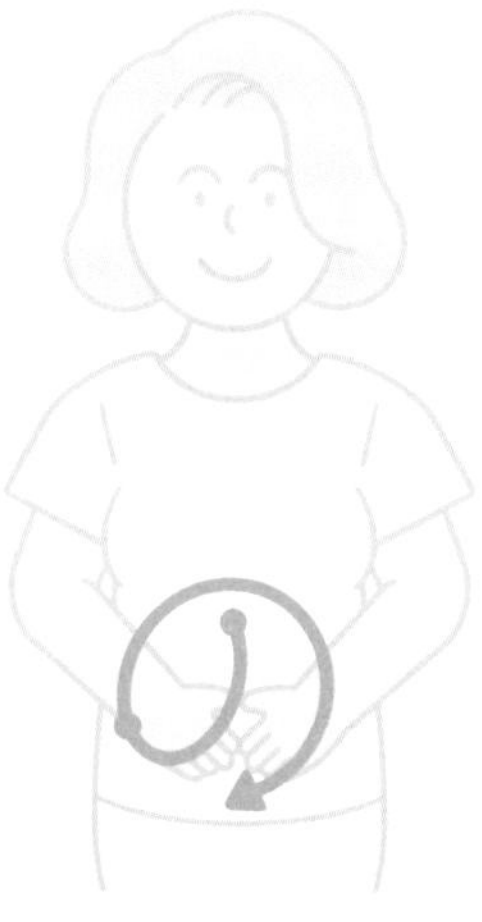

へそから指4本分上から、お腹の右下にある「バウヒン弁」や下腹部に向かって、「の」の字を描くように指先でマッサージ。直接刺激で便通をうながします。

▶▶ 詳しい解説は P.89

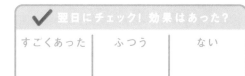

✔ 翌日にチェック! 効果はあった?

すごくあった	ふつう	ない

お通じは??

あり
____回

なし

カタチをCHECK!

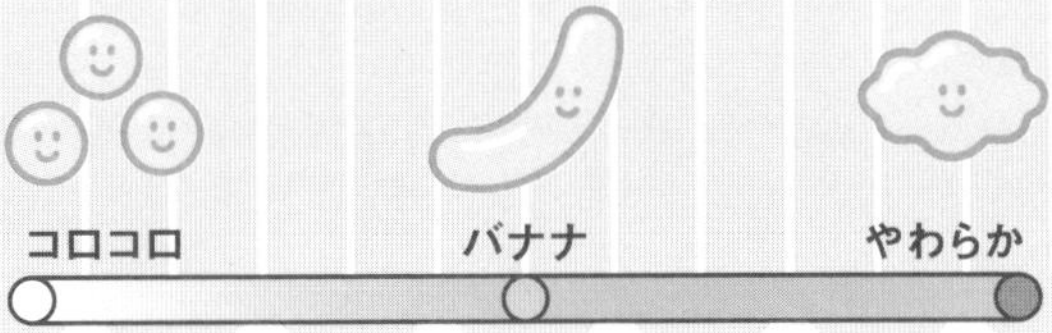

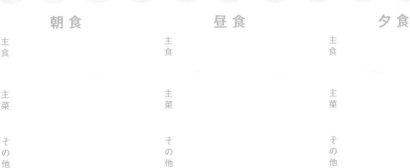

朝食

主食

主菜

その他

昼食

主食

主菜

その他

夕食

主食

主菜

その他

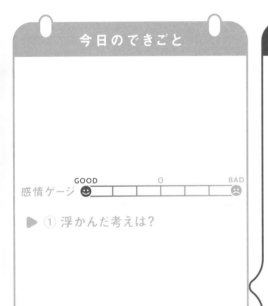

今日のできごと

感情ゲージ GOOD 0 BAD

▶ ① 浮かんだ考えは?

ネガティブな考えが浮かんだら分析!

▶ ② その考えの根拠は?

▶ ③ その考えと矛盾する事実は?

▶ ④ ②と③からバランスのよい考えを作る

▶ ⑤ どういう行動をとっていた?

▶ ⑥ どういう行動に変えていく?

今日の
お腹は何点?

／10

腸の調子や体調

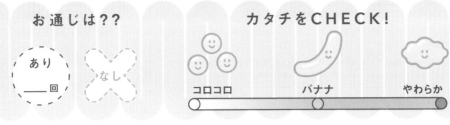

まいにち腸日記

DAY 30　／　曜日:

日替わり!

腸を癒やすことば

「自分の人生でなにがいちばん大切か、自らの価値観を尊重して行動すれば、腸や気分がよくなります」

まずは、完全に症状が出ないことではなく、腹痛が多少あっても、夢に向かって最低限の社会生活を送れることを目標に。今努力できることに熱中すると腸は整います。現在を変えるために、第一歩を踏み出しましょう。

1日1腸活

食前に歯を磨く

食事の前に、歯を磨きましょう。大腸がんの原因となる歯周病菌フソバクテリウム・ヌクレアタムが、食事と一緒に腸内に入ってくるのを防ぎます。

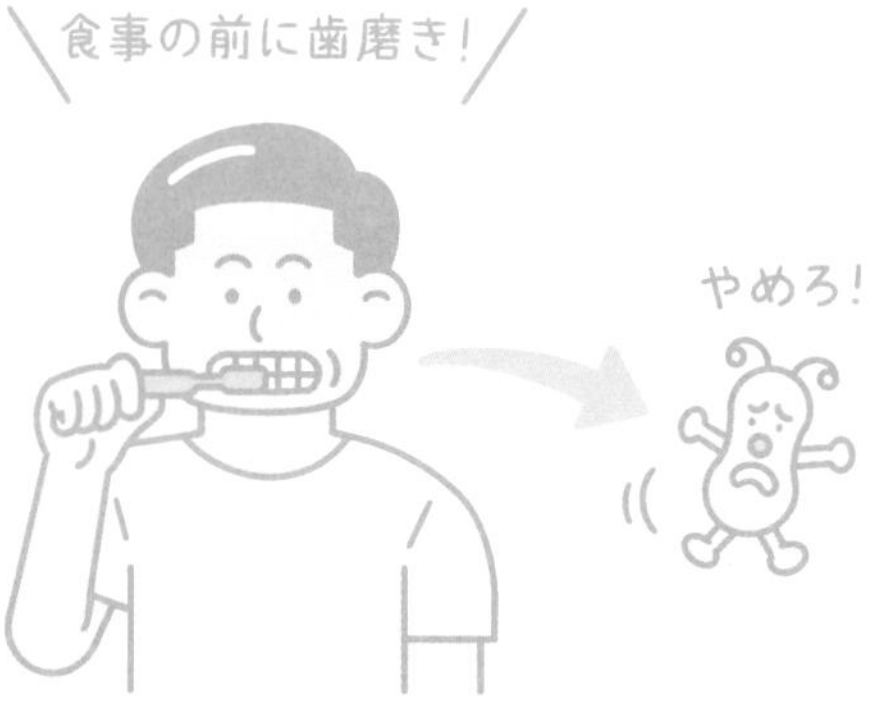

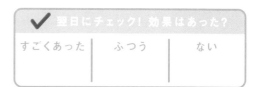

▶▶ 詳しい解説は P.78

翌日にチェック! 効果はあった?		
すごくあった	ふつう	ない

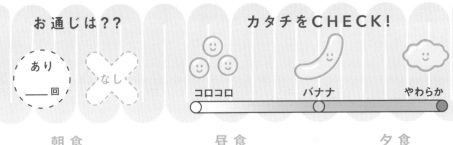

お通じは??

あり ＿＿回

なし

カタチをCHECK!

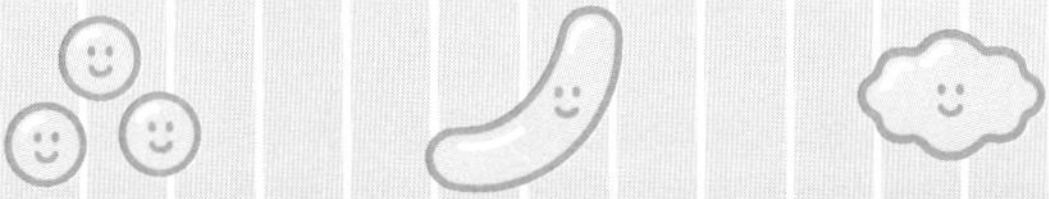

コロコロ　バナナ　やわらか

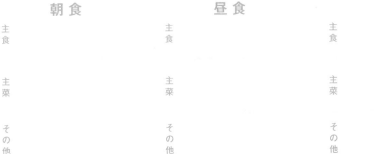

朝食

主食

主菜

その他

昼食

主食

主菜

その他

夕食

主食

主菜

その他

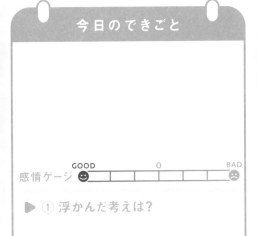

今日のできごと

感情ゲージ GOOD　0　BAD

▶ ① 浮かんだ考えは?

ネガティブな考えが浮かんだら分析!

▶ ② その考えの根拠は?

▶ ③ その考えと矛盾する事実は?

▶ ④ ②と③からバランスのよい考えを作る

▶ ⑤ どういう行動をとっていた?

▶ ⑥ どういう行動に変えていく?

今日のお腹は何点?

／10

腸の調子や体調

心と腸を自己分析してみよう!

DAY 8 ~ 14　Week 2

お通じの調子は?　よい　ふつう　わるい

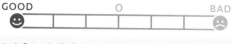

お腹の調子がよかった食事は?

お腹の調子が悪かった食事は?

効果のあった腸活は?

今週の総合的な感情ゲージは?　GOOD　0　BAD

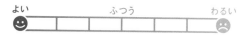

心と腸の反省点

どのように改善する?

今週の
お腹は何点?

/10

DAY 22 ~ 30　Week 4 ~ 5

お通じの調子は?　よい　ふつう　わるい

お腹の調子がよかった食事は?

お腹の調子が悪かった食事は?

効果のあった腸活は?

今週の総合的な感情ゲージは?　GOOD　0　BAD

心と腸の反省点

どのように改善する?

今週の
お腹は何点?

/10

1週間ごとに振り返って、自分の

DAY 1 ~ 7　Week 1

お通じの調子は?　よい　ふつう　わるい

お腹の調子がよかった食事は?

お腹の調子が悪かった食事は?

効果のあった腸活は?

今週の総合的な感情ゲージは?　GOOD　0　BAD

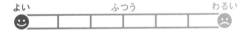

心と腸の反省点

どのように改善する?

今週のお腹は何点?

/10

DAY 15 ~ 21　Week 3

お通じの調子は?　よい　ふつう　わるい

お腹の調子がよかった食事は?

お腹の調子が悪かった食事は?

効果のあった腸活は?

今週の総合的な感情ゲージは?　GOOD　0　BAD

心と腸の反省点

どのように改善する?

今週のお腹は何点?

/10

自分の心と腸の調子がひと目でわかる!

腸と心のカレンダー

Week 1

DAY 1	DAY 2	DAY 3	DAY 4	DAY 5	DAY 6	DAY 7
/10	/10	/10	/10	/10	/10	/10

Week 2

DAY 8	DAY 9	DAY 10	DAY 11	DAY 12	DAY 13	DAY 14
/10	/10	/10	/10	/10	/10	/10

Week 3

DAY 15	DAY 16	DAY 17	DAY 18	DAY 19	DAY 20	DAY 21
/10	/10	/10	/10	/10	/10	/10

Week 4

DAY 22	DAY 23	DAY 24	DAY 25	DAY 26	DAY 27	DAY 28
/10	/10	/10	/10	/10	/10	/10

Week 5

DAY 29	DAY 30
/10	/10

「今日のお腹は何点？」の点数を書いて、30日間の腸の調子を一覧してみましょう。お通じのあり・なしや回数などを書いてもOKです。1ヵ月間の生活と腸の調子を見比べると、思わぬ発見があるかもしれません。睡眠、食欲、月経、性欲、意欲（やる気）などにも着目すると、ストレスに気づきやすくなります。